비만의 고리를 끊는 천연 해독 다이어트
천기누설 6

비만의 고리를 끊는 천연해독 다이어트
천기누설 6

초판 1쇄 인쇄   2014년 5월 20일
초판 1쇄 발행   2014년 5월 30일

지은이   MBN 〈천기누설〉제작팀
감수   서재걸 김달래 이광연
정리   박수경 전연주
발행인   곽철식
발행처   다온북스

출판등록   2011년 8월 18일 제110-92-16385호
주소   서울시 은평구 갈현동 327-132 301호
전화   070-7516-2069   팩스   02-332-7741

종이   상산 페이퍼
인쇄와 제본 M프린트

ISBN 979-11-953651-6-6 13510

* 이 책은 저작권법에 따라 보호를 받는 저작물이므로 무단전재와 복제를 금하며,
  이 책 내용의 전부 또는 일부를 사용하려면 반드시 저작권자와 다온북스의 서면 동의를 받아야 합니다.

* 잘못되거나 파손된 책은 구입하신 서점에서 교환해 드립니다.

해독 다이어트편

천기누설 6

비만의 고리를 끊는
천연 해독
다이어트

MBN 〈천기누설〉제작팀 지음 | 서재걸 · 김달래 · 이광연 감수

다온북스

비만의 고리를 끊는 천연 해독 다이어트

추천의 글

자연에
답이 있었다

어떤 집안에 경사스러운 일이 일어났습니다. 옆집에 떡을 만들어 전해주면서 같이 기뻐하고 축하 받는 게 인지상정입니다. 만약 이 기쁜 소식을 옆집에 안 알리고 혼자 기뻐한다면 그 기쁨이 정말 오래 갈 수 있을까요? 또 옆집에서 무슨 수로 알아서 축하해 줄 수 있겠습니까? 우리 몸속도 살아있는 생명체(세포)가 60조개나 존재합니다. 이 세포들끼리도 기쁜 소식이나 위험한 정보를 교환해야 세포들의 주인인 우리 몸도 건강할 수 있습니다.

그래서 필요한 게 자연에 존재하는 다양한 생리활성물질과 면역물질들입니다. 사람들이 자연을 멀리 하면서 경험하지 못한 일들을 식물들이 대신 자연과 접해 겪으면서 얻은 수많은 정보를 식물 자신의 몸속에 담아 동물이나 사람들을 통해 전달하고 더불어 살 수 있는 기회를 제공하는 것입니다. 또 사람들에게 부족한 면역성을 채워 줄 수 있습니다. 하지만 사람들은 자연의 파괴로 얻은 여러 원인모를 병들을 치료하지 못하고 화학약품에 의존하고 있는게 현실입니다.

좀 더 잘 찾아보면 자연에 답이 있습니다.
다만 사람에게 독이 되지 않게 약용이 되는 식물들을 얻을 수 있다면 많은 도움이 될 것입니다. 암을 포함한 많은 질병들은 결국 면역과 관련된 질환입니다. 따라서 면역기능을 항상 유지하고 있는 것이 질병 예방과 치료의 핵심이라 할 수 있습니다. 현대인들은 오래 살고 건강하게 살고 싶어 합니다. 아프지 않고 하고 싶은 일을 하고 살 수 있다면 가장 행복한 삶이 될 것입니다. 그러길 바란다면, 자, 이제 이 책〈천기누설〉에 집중을 해보는 게 좋겠습니다. 내 건강을 지켜주고 내 생각을 전달해줄 자연의 이야기가 시작되기 때문입니다. 바깥세상이 무섭다고 집에만 있으라고 강조하는 전문가들보다 바깥세상에서 살아가는 법을 알려주는 전문가가 더 필요한 세상이 되었으면 좋겠습니다. 이제 건강은 의학 전문가의 것이 아니라 나 자신의 선택과 결정에 달려 있기 때문입니다. 〈천기누설〉도 비밀이 저 멀리 하늘에 있는 것이 아니라 알고 보면 우리 가까이에 있다는 사실을 알려주는 의미 있는 책입니다.

2013년 10월 포모나자연의원 대표원장 서재걸박사

추천의 글

건강은 건강할 때
챙겨야 한다

우리나라 사람들의 평균수명은 2013년을 기준으로 이미 81세를 넘어섰고, 생명보험회사에서는 머지않아 90세에 근접할 것으로 예측하고 있습니다. 오래 사는 것은 모든 사람의 염원이긴 하지만 건강하지 않으면서 오래 사는 것은 축복이 아니라 재앙일 수 있다는 점에서 건강에 대한 관심은 어느 때보다 더 높아지고 있습니다.

우리의 신체는 성장기를 지나 청년기가 되었을 때 가장 건강하고, 장년기가 되면 자꾸 어느 한부분에서 탈이 나기 시작하게 되며, 노년기가 되면 갑자기 동시다발적으로 몸과 마음에 이상이 나타나게 됩니다. 부모로부터 물려받은 건강은 청년기가 지날 때까지는 영향을 미치지만 장년기 이후의 건강은 스스로의 관리와 관심 여부에 따라 확연하게 달라집니다. '골골하던 사람이 80까지 살더라'라는 옛말이 있습니다. 몸이 약한 사람은 항상 자신의 건강을 생각하고 생활하고 결국 건강을 찾게 됩니다. 하지만 평소 건강을 자신하던 사람들은 몸을 함부로 굴리게 됩니다. 그래서 젊었을 때는 잠을 줄여가면서까지 공부하고, 사회생활을 하면서는 몸에 무리를 주면서까지 사업에 몰두하게 됩니다. 또 몸에 이상이 나타나도 대수롭지 않게 여기고 무시하다가 생각지도 않던 일을 겪게 됩니다.

건강은 건강할 때 챙겨야 합니다. 또한 건강이 이상이 있다고 판단되면 그 때부터 최선을 다해 진료를 받고 스스로도 공부해야 합니다. 아무리 뛰어난 의사도 그 환자의 몸상태에 대해서까지 시시콜콜 파악하지는 못합니다. 전문의들은 그들이 전공한 질병에 대해서는 매일 연구하고 고민하지만 환자의 몸상태에 대해서는 그렇게까지 관심을 기울이지 않습니다.

손자병법에서 손무는 말합니다. "지피기기하면 백전불퇴한다"라고. 이것을 건강과 연관지어보면 결국 자기 자신을 안다는 것은 자신의 몸상태에 대해서 파악하는 것이고, 상대방을 안다는 것은 뛰어난 전문의를 만나 질병에 대해 대처하면 결국 이길 수 있다는 의미로 해석할 수 있습니다. 현재 우리가 살고 있는 사회는 지식정보화 시대입니다. 산업사회 때는 누가 최고의 전문의인지, 또 뭐가 몸에 좋은 것인지를 알 수가 없었습니다. 그래서 인맥을 동원하고 여러 의사를 직접 찾아다녀야 하는 수고를 마다하지 않았습니다. 하지만 정보화 시대가 되면서 건강에 대한 정보는 방송과 인터넷을 통해 매일 쏟아져 나오고 있습니다. 이들 정보 가운데 상당수는 괜찮은 것들이지만 또 상당수는 엉터리 정보이기도 합니다. 이를 제대로 검증하고 자신의 체질과 몸 상태에 맞게 활용하기 위해서는 전문가의 진찰이나 조언이 필수적입니다.

이번에 다온북스에서 펴낸 〈천기누설〉이라는 책은 MBN에서 방송되었던 건강과 관련된 내용 중에서 전문가의 조언과 환자들의 체험을 통해 어느 정도 검증된 것들만 모아서 책으로 엮었습니다. 더구나 이 책에서는 요즘 사람들의 폭발적인 관심을 받고 있는 암에 대한 사례가 많이 실려 있습니다. 따라서 이 책에서 사례로 든 내용 가운데 자신에게 해당되는 약재나 음식재료가 있다고 판단되면 다시 한 번 전문가와 상의한 다음에 자신이나 가족에게 적용해보시면 좋을 듯 합니다. 아무쪼록 이 책을 통해 많은 사람들이 좀 더 쉽게 건강을 회복하게 되기를 진심으로 기원합니다.

2013년 10월　경희대학교 한의대교수　김달래박사

추천의 글

이 책만 있으면 어렵지 않게
건강을 위한 음식과 약차를 만들 수 있어

MBN의 〈천기누설〉은 미스터리한 현상에 대해 다양한 방향에서의 해석과 새로운 접근방식으로 널리 알려져 있는 프로그램입니다. 몇몇 인연으로 〈천기누설〉 팀에서 간혹 저에게 의학적 검증을 위해서 인터뷰를 요청하는 경우가 있었습니다. 환자를 진료하던 중 〈천기누설〉 팀에서 인터뷰 요청 전화가 오면 깜짝깜짝 놀라고 걱정이 앞서는 경우가 많습니다. '이번엔 어떤 주제로, 어떤 질문으로 나를 괴롭히려고 그러나?'하는 생각이 들기 때문입니다. 천기누설 팀의 질문은 다른 방송 프로그램과 달리 다양하고 자료준비도 많이 해야하고 생각을 많이 해야만하는 심도깊은 질문이 많기 때문입니다. 〈천기누설〉의 인터뷰에 임하기 위해서는 저도 잊고 있었던 자료들을 찾고, 치열하게 검증하는 수밖에 없었습니다. 그러던 오늘 연락이 온 것은 기쁜 일이었습니다. 드디어 〈천기누설〉의 방송 내용을 모아서 책으로 엮었으며, 미천하지만 저의 추천사를 부탁하는 연락이었습니다. 그동안의 〈천기누설〉 방송을 보면서 좋은 내용들을 일목요연하게 정리하여 책으로 내었으면 더욱 좋겠다는 생각이 실현된 것입니다. 기대하는 마음으로 원고를 읽다 보니 어느새 처음부터 끝까지 탐독하게 되었습니다.

암과 같은 여러 불치병으로 고통받고 있는 환자분들은 명확한 치료방법이 없기 때문에 다양한 민간요법과 식이요법을 찾게 되는 경우가 많습니다. 간혹 좋은 결과가 나오는 경우도 있지만, 때에 따라서는 자신의 체질과 질병 상황에 맞지 않는 경우에는 오히려 독이 되는 경우도 있습니다.

  이 책에서는 우리 주변의 다양한 식재료들이 건강의 어떤 면에 도움이 되고, 그 이유를 과학적으로 분석하며, 동시에 많은 전문가들의 인터뷰 내용을 첨부하여 도움이 되는 부분과 주의해야 할 부분을 명확히 언급하고 있습니다. 또한, 식재료를 요리하거나 차로 만드는 방법을 사진과 함께 자세히 설명하여, 어떤 사람이라도 이 책만 있으면 어렵지 않게 건강을 위한 음식과 약차를 실생활에서 바로 만들 수 있도록 세세히 신경쓴 점이 눈에 띄었습니다. 이처럼 다양한 내용을 심도있게 정리하고 명료하면서도 이해하기 쉽도록 간결히 설명하는 옥고(玉稿)를 발간하심에 다시한번 축하드립니다.

  동의보감(東醫寶鑑) 내경편(內景篇)의 신형(身形)에 보면 學道無早晩이란 말이 있습니다. 이 말은 "도(道 - 도리, 올바른 길, 양생법)를 배우는데는 빠르고 늦은 것이 없다"는 뜻입니다. 건강을 지키고 질병을 치료하는데는 빠르고 늦은 것이 없습니다. 바로 지금부터 시작하면 되는 것입니다. 이 책을 읽으시는 모든 분들께서 이 책과 함께 항상 건강하시고 행복하시길 바랍니다.

2013년 10월 이광연한의원 원장 이광연 박사

추천의 글 서재걸 대한자연치료의학회 회장 김달래 경희대학교 한의대 교수 이광연 한의학 박사

chapter 01
: 해독 다이어트

해독 다이어트 16
해독 다이어트 1주차 46
해독 다이어트 2주차 64
해독 다이어트 3주차 86
해독 다이어트 4주차 92

chapter 02
: 다이어트에 효과적인 운동

골반교정 120
발가락테이핑 138

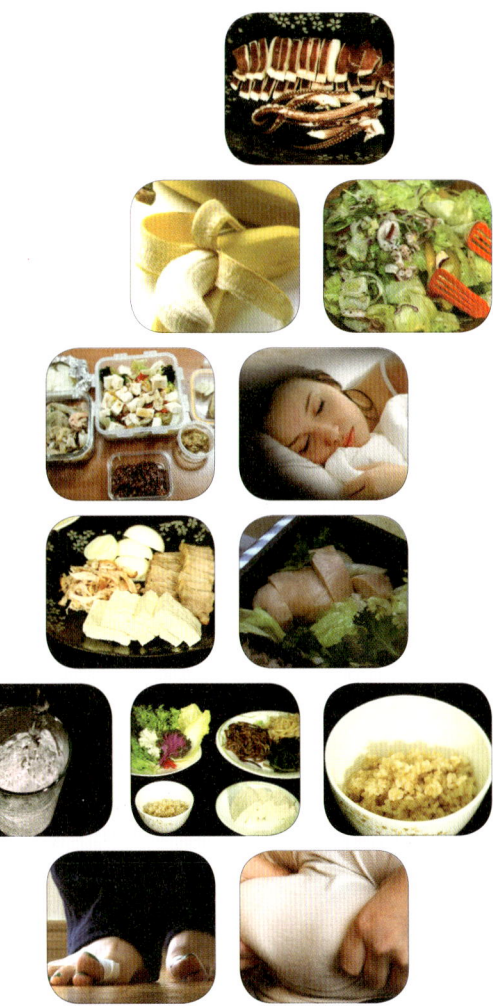

11

chapter 03
: 다이어트에 효과적인 식품들

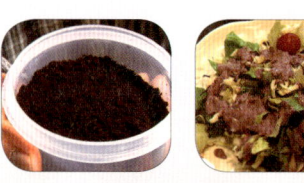

아사이베리 **152**
바질씨앗 **168**

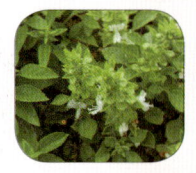 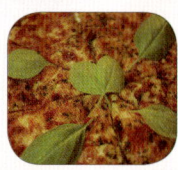 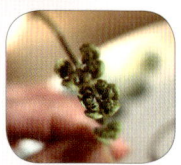

chapter 04
: 숙변해소 다이어트

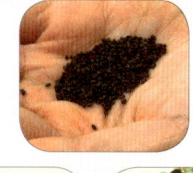 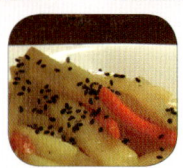

세포죽 **184**

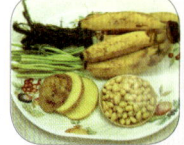 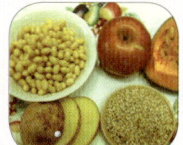 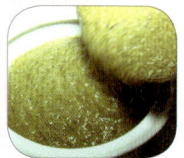

chapter 05
: 특별한 다이어트법

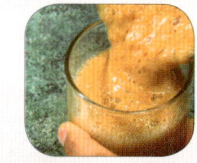 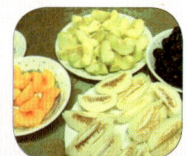

거꾸로 다이어트 **230**
흑초 **244**
바나나식초 **258**

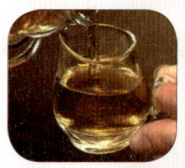 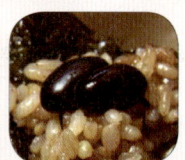 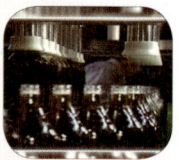

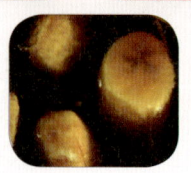 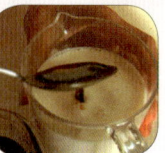

Chapter 01
해독 다이어트

21세기 신종 전염병, 비만

　다양한 합병증을 일으키며 인류 건강을 위협하는 비만. 과연 비만에서 탈출 할 수 있는 근본적인 해결법은 무엇일까? 해 마다, 때 마다 효소 다이어트니, 식욕억제제 다이어트니 하는 다양한 다이어트 법이 나와 유행이 되곤 하는데 요즘 가장 뜨거운 열풍은 해독 다이어트다. 해독 다이어트는 몸 안의 독소를 빼주고 순환을 시켜주어 살을 빼는 원리다. 몸속에 가득 담겨있는 독소가 원활하게 배출되지 않으면 우리 몸은 순환장애를 일으키게 되고 그 첫 번째 증상으로 복부비만이 발생하게 된다. 반면 몸 안의 독소가 배출되면 장의 흡수력이 높아지고 자연스레 뱃살이 빠지고 몸도 좋아진다는 것이다. 해독 주스, 몸의 독소를 빼는 운동, 해독 음식 등 몸 안의 독소를 빼는 다양한 방법들이 나오고 있는데, 과연 이러한 것들이 효과가 있는지, 어떻게 해야 진짜 몸 안의 독소를 빼고 살도 뺄 수 있을지, 우리는 전 성균관대 의대 교수이며 현재는 건강클리닉을 운영하고 있는 대한민국 최고의 다이어트 권위자 박용우 원장과 함께 4주간의 해독 다이어트 프로그램을 진행해 보았다.

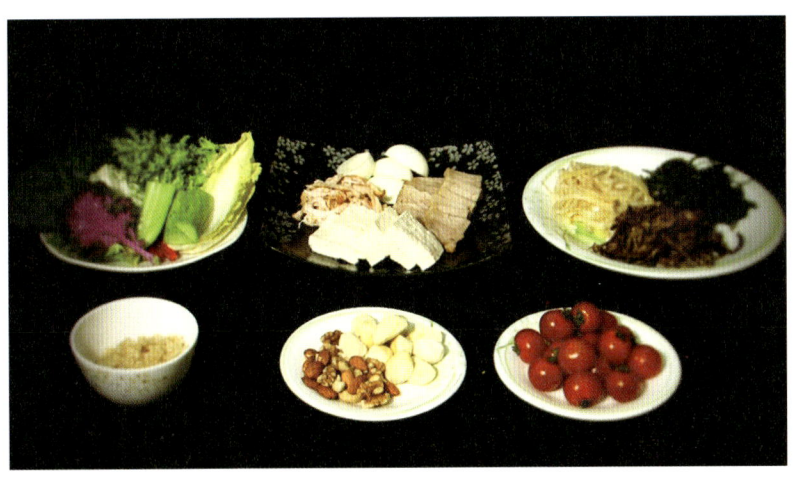

해독 다이어트

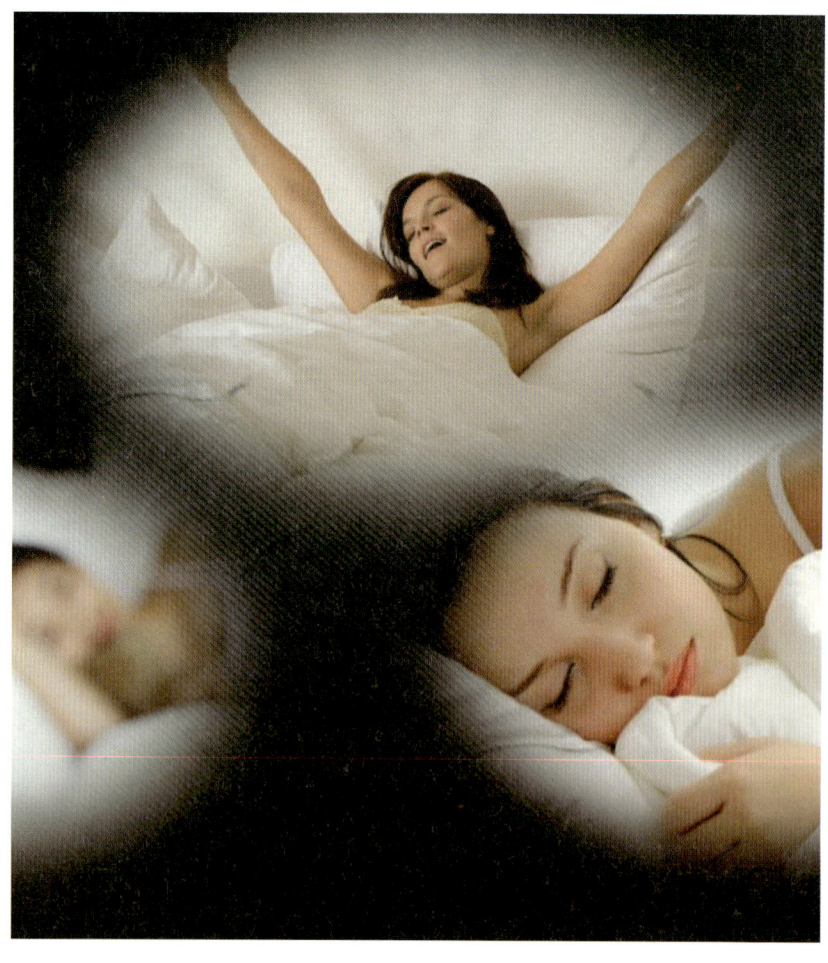

비만, 망가진 몸을 먼저 잡아라!

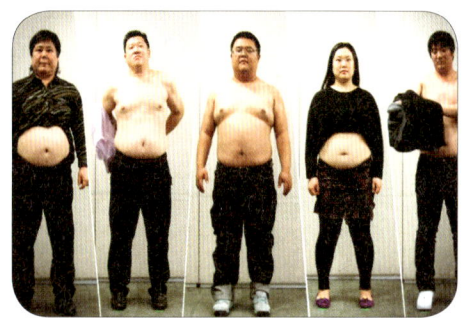

"살이 찌는 것은 내 몸이 망가져서 살이 찌는 겁니다. 망가진 몸이 회복이 안 된 상태에서 다이어트를 해 봤자 결국은 예전 상태의 체중으로 돌아가거나 예전 보다 더 체중이 증가하는 부작용이 생기게 되죠."

박용우 원장 / 가정의학과 전문의

우리 몸에서 지방을 조절하고 유지하는 호르몬과 신진대사 기능이 망가지면서 체중이 걷잡을 수 없이 증가하는 상태, 이것이 몸이 망가지는 지름길이 되고 있는 것이다.

"적게 먹어서 살을 뺀다는 배고픈 다이어트는 100% 실패합니다. 비만은 많이 먹어서 생긴 문제가 아니라 몸에 독이 쌓여서 몸이 망가져서 생긴 질병입니다."

박용우 원장 / 가정의학과 전문의

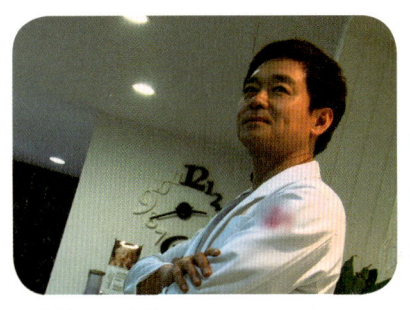

| 박용우 원장

비만의 원인이 독소다?
"그렇다면 몸에 쌓인 독을 밖으로 배출을 해야 체중이 자연스럽게 줄어들겠죠. 이것이 바로 해독 다이어트입니다."

박용우 원장 / 가정의학과 전문의

살을 빼려면 몸 안의 독소를 빼라!

최근, 몸속의 독소가 건강을 망치는 지름길이라는 사실이 알려지면서 간 해독을 비롯해 장 해독, 피 해독 등 건강한 삶을 위한 해독의 중요성과 다양한 해독 식품이 등장하고 있다. 박용우 원장은 비만 역시, 몸 안의 독소가 빠지지 않으면 절대 살을 뺄 수 없다고 말한다.

"예전에 비해서 살이 죽어도 안 빠지는 사람들이 늘고 있어요. 이게 뭘까? 우리 몸에 살이 안 빠지게 하는 요소들이 있다는 거예요. 첫 번째 염증, 두 번째 활성산소, 세 번째 독성 지방. 이 세 가지를 없애야 내 몸이 살이 잘 빠지는 몸으로 바뀌어요. 그래야 살이 잘 빠진단 말이에요. 해독을 하지 않으면 지방은 절대로 안 나옵니다."

박용우 원장/ 가정의학과 전문의

우리 몸에서 살이 안 빠지게 만드는 세 가지 요소
첫 번째 염증, 두 번째 활성산소, 세 번째 독성 지방

비만의 원인이자 각종 성인병을 가속화 시키는 만성 염증을 비롯해, 우리 몸 속 독소를 해독해야만 비만의 고리를 끊을 수 있다는 것이다. 박용우 원장은 해독 다이어트의 목표는 건강한 몸 만들기라고 한다. 망가진 몸을 회복시키기 위해서 다이어트를 한다는 말이다.

그래서 여기, 망가진 몸을 건강한 몸으로 만들기 위해 다이어트에 도전하는 사람들이 있다!

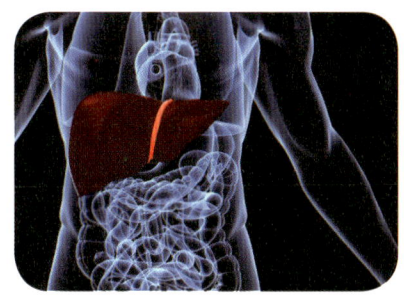 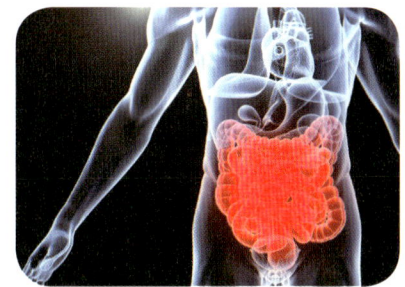

| 살을 빼려면 간과 장의 해독이 중요하다

해독 다이어트!

"응급실에서 깨니까 의사 선생님 네 분이 서 계시는 거예요. 저를 쳐다 보면서 '이 상황을 어떻게 해야 하나' 그런 느낌이더라고요."

비만으로 인해 각종 성인병에 시달리고 있는 40대 가장 이재원 씨! 과연 그는 해독 다이어트를 통해 성인병에서 벗어나 건강한 가장으로 거듭날 수 있을까?

갱년기가 시작되면서 체중이 급격히 불었다는 50대 주부 김순덕 씨! 복부비만이 심각하고, 현재 복용하는 약만 20여 가지!

"약에 의지하게 되면서 내 자신이 없어져 버리는 거예요. 내가 왜 살아야 하나 생각도 들고요."

약에 의존하는 삶이 아닌, 건강한 자신을 되찾고 싶어 해독 다이어트에 도전했다!

"일을 열심히 해도 그걸 인정 못 받더라고요. 죽는 거나 다름없어요."

참가자 중 가장 고도 비만이며, 비만으로 인한 건강 악화로 직장까지 그만두고 고향에 내려가 건강관리를 해왔던 한성종 씨! 그러나 4개월간 고작 2kg 감량! 건강도 크게 호전을 보이지 못했다는데! 그는 해독 다이어트를 통해 건강한 몸을 만들어 사회에 복귀하고 싶다고 했다!

마지막으로 결혼을 앞두고 있는 예비 부부 민보라, 임동준 씨! 두 사람 모두 불규칙한 식생활로 인한 비만 상태로 특히 민보라 씨의 경우 급격한 다이어트와 요요현상으로 몸이 많이 망가져 있는 상태였다. 이들은 결혼식과 함께 2세에 대한 걱정을 안고 있었다.

"자연적으로 임신이 잘 안 되는 경우가 많더라고요. 그래서 그 부분들도 걱정이 되는데 거기에 더해지는 부분이 저희 둘 다 과하게 건강해서요."

게다가 예비 신랑 임동준 씨의 경우, 공복혈당이 무려 182mg/dL로 이는 방치하면 당뇨로 발전할 수 있는 심각한 상황이었다. 그 외에도 그의 건강은 많은 부분에 적신호가 들어와 있었다.

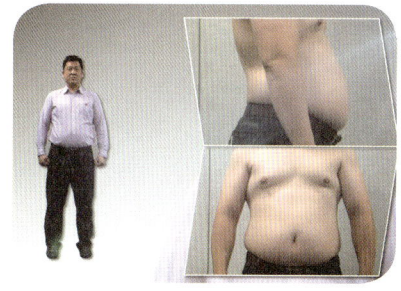

| 이재원 씨 사진과 프로필

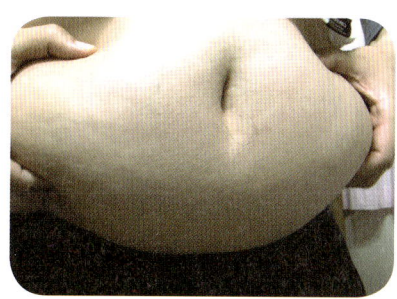

| 이배원 씨의 배

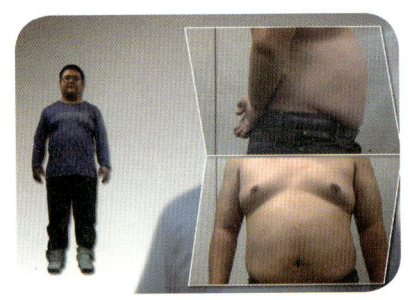
| 한성종 씨 사진과 프로필

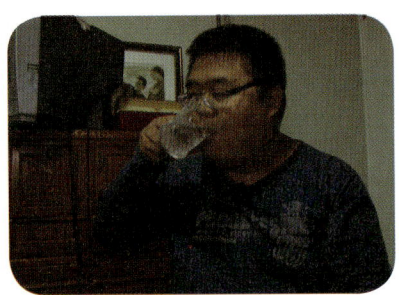
| 약 먹는 모습

   각 종 성인병에 시달리고 있는 이재원 씨, 20여 가지의 약에 의존하고 있는 김순덕 씨, 비만으로 사회생활을 포기한 한성종 씨, 그리고 결혼식을 앞두고 다이어트가 절실한 예비 신부 민보라 씨, 혈당과 간수치, 콜레스테롤, 만성염증이 고위험 상태였던 예비 신랑 임동준 씨! 이들은 앞으로 4주간, 해독 다이어트에 도전하기로 했다! 그리고 또 한 사람, 바로 박용우 원장이 참가자들과 함께 해독 다이어트에 참여하기로 했다.

비만의 주범, 염증을 파헤치자!

   참가자들의 사전 건강 상태를 살펴본 박용우 원장은 다섯 명 모두의 몸이 만성 염증 상태라고 밝혔다. 피검사를 보면 염증 반응 수치가 올라가 있다는 것이다. 이런 몸에서는 지방이 빠지지 않는다고 한다.

> "염증을 가라앉혀야, 염증을 없애야 살이 빠집니다. 해독을 하지 않으면 지방은 절대 나오지 않습니다."
>
> 박용우 원장 / 가정의학과 전문의

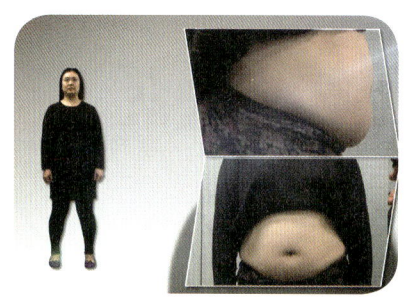
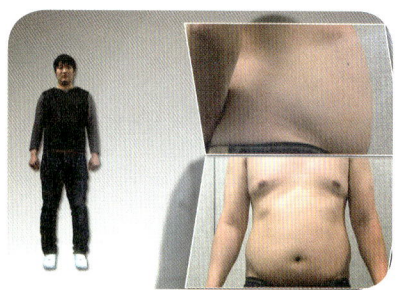

| 민보라 씨 사진과 프로필 | 임동준 씨 사진과 프로필

몸 속 염증을 해독해야 살이 빠진다?

실제로 염증 반응 검사 결과 참가자들 대부분은 정상수치보다 높은 상태였는데 이 염증이 비만의 원인이 된다는 것이다.

"비만의 원인은 많이 먹어서가 아니라 조절 기능이 깨졌기 때문에 내 몸이, 지방이 부족하고 기아상태라고 착각을 하고 지방을 자꾸 쌓는 병이거든요. 그렇게 만든 원인을 독소라고 규정한 겁니다. 그래서 일반적으로 조절기능을 깨뜨리는 요인 중에 첫 번째가 요즘 학자들이 많이 이야기하는 염증이죠. 그런데 이 염증이 베었을 때 빨개지고 통증이 오는 국소 염증이 아니라 전신 염증, 또는 만성 염증이라고 하는데 머리끝부터 발끝까지 다 염증 상태인 거죠."

박용우 원장 / 가정의학과 전문의

혈관을 타고 퍼진 염증세포가 우리 몸 전체에 퍼진 상태를 만성 염증이고 한다. 만성 염증은 뇌를 교란시켜 지방이 늘어나는 문제를 일으킨다. 다시 말해, 만성 염증이 신진 대사 기능을 떨어뜨려 지방대사에 문제를 일으키는 것이다. 그로 인해 살이 찌는 것은 물론 살이 잘 빠지지 않는 체질로 변한다고 한다. 그리고 무엇보다 혈관에 있는 염증은 콜레스테롤을 더욱 잘 쌓이게 만들어 고혈압, 당뇨, 고지혈증과 같은 성인병부터 심근경색과 뇌졸중 같은 치명적인 질병을 더욱 가속화 시킨다. 염증은 비만뿐 아니라 혈관 건강에 치명적인 것이다.

건강한 나를 찾고 싶다!

그런데 천기누설, 4주 프로젝트, 해독 다이어트에 참가한 5명의 참가자들은 각각 어떤 이유로 살이 찌게 되었을까?

먼저, 비만으로 인해 일상생활조차 어렵다는 김순덕 씨. 그녀의 가장 큰 고민은 복부비만.

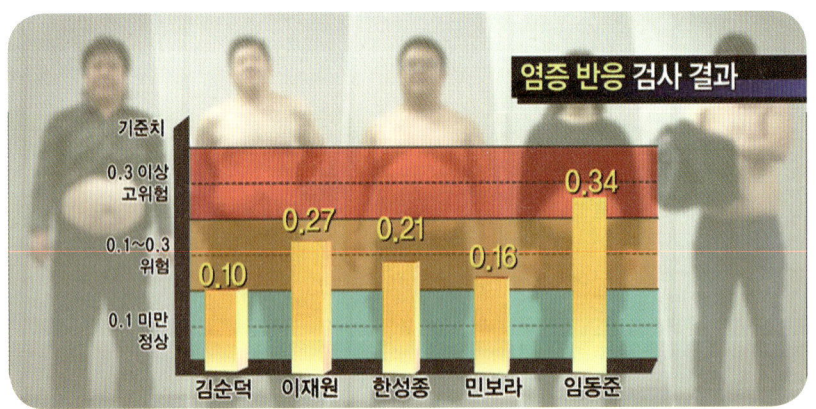

| 염증 반응 검사 결과 그래프

"배가 너무 나오니까 움직이질 못해요. 운동도 못하고 집안일도 못해요. 누워 있어도 살이 이쪽으로 저쪽으로 움직이니까 힘들어요."(김순덕)

그러나 그녀는 몇 년 전만 해도 지금보다 날씬한 몸매와 함께 건강을 유지해 왔었다.

그런데 최근 무려 15kg 넘게 체중이 급격히 불었다고 한다.

"갱년기에 접어들면서부터 폐경이 오고 살이 찌기 시작한 것 같아요. 2년 전 부터인가, 1년 반 전부터 계속 조금씩 살이 붙어서 나중에는 아예 뺄 수가 없더라고요."(김순덕)

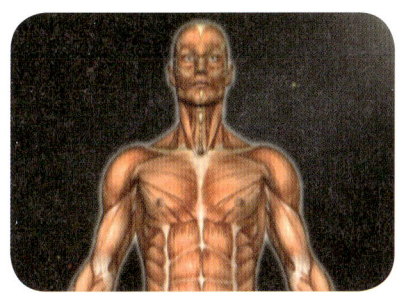
| 만성 염증 상태의 몸 사진

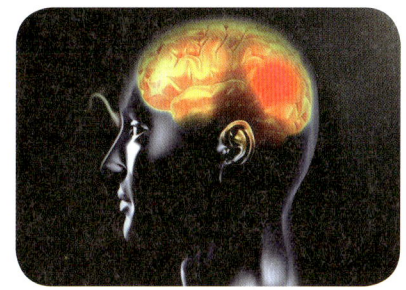
| 뇌를 교란 시키는 사진

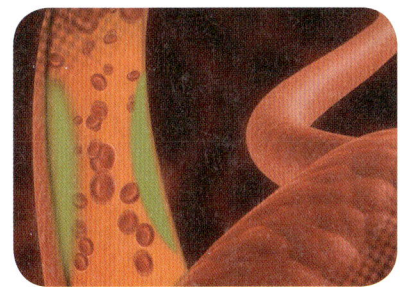
| 염증은 혈관에 콜레스테롤을 쌓이게 하고

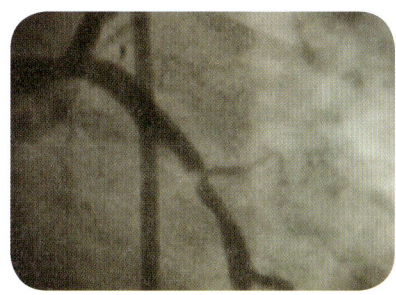
| 심근경색과 뇌졸증을 가속화 시킨다

김순덕 씨의 경우와 같이 갱년기 이후에 복부비만이 발생하는 이유는 무엇일까?

"나이가 들면서 생리적으로 근육량이 줄어들고 신진대사가 떨어지면서 붙는 게 나잇살이고요. 거기에 덧붙여서 여성 호르몬의 분비량이 줄어들면서 복부에 지방이 더 많이 쌓이게 될 뿐더러 그 시기에 갱년기 우울증이 같이 더해지게 되면 탄수화물에 대한 욕구가 더 강해지고 이로 인해서 여성들이 중년 이후에 비만율이 더 높아지는 것입니다."

박용우 원장 / 가정의학과 전문의

그러나 김순덕 씨의 경우, 문제는 살만 찌는 것이 아니라 그로 인해 다양한 질병까지 얻었다는 것이다. 고혈압, 고지혈증, 천식, 골다공증을 비롯해 현재 복용하는 약의 종류가 20가지가 넘는다고 한다.

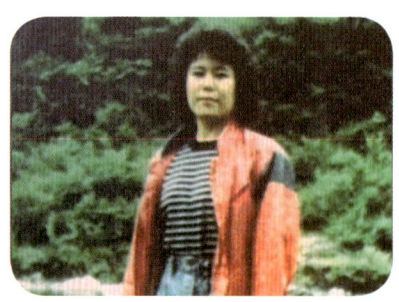 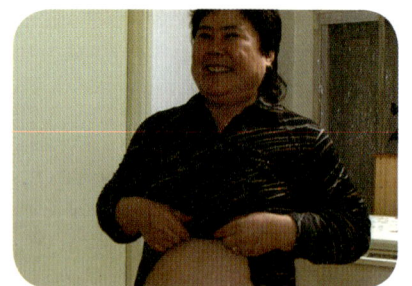

| 30대 정상 체중 시절과 현재 비교 사진

"살이 찌면서 병이 자꾸 생기더니 여기저기 아픈 데가 많은 거예요. 혈압약, 고지혈증 약 뿐만 아니라 면역약도 먹어야 된대요. 면역이 약해져서 살이 너무 찐다고요."(김순덕 씨)

살이 찌고 약을 달고 살면서 급기야 우울증까지 생겼다는 김순덕 씨.

"약을 먹으면서 약에 의지하게 되고, 나 자신은 없어져 버리는 거예요. 내가 왜 살아야 되나 생각도 들고, 너무 힘들었어요. 어떤 것을 의지해서라도 내가 살을 빼야 되겠구나, 생각하게 되었어요. 자식도 있으니까 자식들 생각해서라도. 아이들도 걱정하잖아요. 엄마가 아프니까."(김순덕)

그녀는 해독 다이어트를 통해 약을 의지하는 삶이 아닌, 건강한 자신을 되찾고 싶다고 했다.

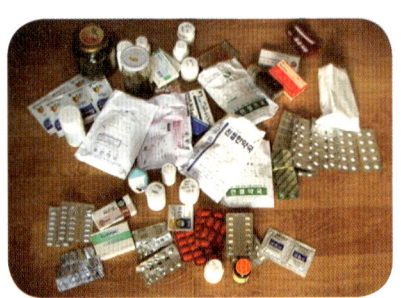

| 김순덕씨가 복용하는 약들

절실한 마음으로 붙잡은 기회

해독 다이어트 참가자 중 가장 절실했던 한성종 씨. 올해 31살인 그는 4개월 전, 건강 악화로 직장까지 그만 두고 고향인 포항으로 내려와 건강관리를 하는 중이다. 건강을 위해 고향에까지 내려왔지만 4개월 동안 빠진

살은 단 2kg. 125kg의 몸무게가 123kg이 되었을 뿐이다. 살을 빼기 위해 노력은 하고 있으나 쉽지 않은 상황.

그는 고등학교를 졸업한 후, 고향을 떠나 대학을 다니고 직장생활을 했다. 부모님과 떨어져 시작한 자취생활, 그때부터 한성종 씨는 살이 찌기 시작했다는데.

"직장에서 일을 하는데 자꾸 꾸벅꾸벅 졸게 되고 피곤함도 심하더라고요. 그래서 병원에서 검사를 받아봤는데 간 수치에 해당하는 항목들이 전부 높게 나왔더라고요. 의사 선생님이 약을 안 먹으면 안 된다. 약을 먹어서 간수치를 떨어트려야 한다고 하더라고요."(한성종 씨)

홀로 생활하면서 패스트푸드 위주의 식단과, 스트레스를 폭식으로 풀었던 것이 한성종씨의 비만의 원인으로, 그는 이제 겨우 31살의 젊은 나이에 심각한 지방간에 고혈압, 당뇨까지 가지고 있었다.

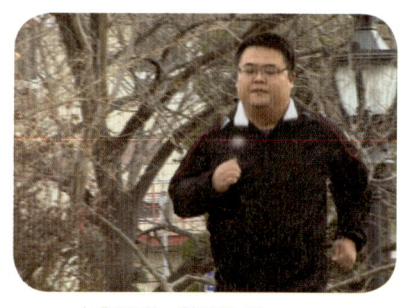

| 운동하는 한성종 씨

"당신의 몸에서 해독되는 곳이 간인데, 간이 제 역할을 하지 못하면 독성 물질이 다 어디로 가겠냐고 하시더라고요. 막다가 못 막게 되면 결국 몸은 망가지게 되면서 결국 전체

적 흐름은 빨리 죽게 된다고. 계속 이렇게 살면 10년 후의 당신의 모습은 없을 수가 있다고 하더라고요. 이제 제 나이가 30살이 넘어서 31살인데, 100세 시대인데 40세 이후가 없다고 하면 제 인생의 반이 사라진다고 생각할 수 있죠."(한성종 씨)

홀로 지낸지 10년 만에 비만으로 건강까지 잃고 내려온 아들을 위해 매일 건강식으로 밥상을 차린다는 그의 어머니. 지극정성으로 아들의 건강을 챙기기 위해 개량스푼까지 구입했다. 이렇게 하면 염분과 양념의 사용을 최대한 줄일 수 있다고 했다. 그렇게 지난 4개월간 채식 위주의 식단으로 건강관리를 해왔던 것. 그러나 이런 노력에도 불구하고, 살은 빠질 기미가 보이지 않았다. 이미 만성 염증을 비롯한 독소로, 아무리 해도 살이 빠지지 않는 체질로 변한 것인지, 지난 4개월간 겨우 2kg 감량! 건강도 크게 호전을 보이지 못하고 있는 상태다.

살을 빼려는 노력에도 좀처럼 변화가 없으니 가족들도 초조해지기 시작했다.

그는 4주간의 해독 다이어트를 통해 몸을 회복시키고, 더불어 살을 빼고 싶다고 했다. 그리고 더 이상 비만 환자가 아닌 당당한 모습으로 사회생활을 시작하고 싶다고 했다.

"몸이 저렇고 자기관리가 안 되는 사람인데 저 사람이 일을 열심히 해도 그걸 인정을 못 받더라고요. 사람이 혼자 살 수 없는데 주변에 인정을 못 받는다는 건, 사람 사는 게 아니잖아요. 그러니까 죽는 거나 다름없어요. 그것을 벗어나고 싶어요. 그냥 세상에 다시 태어나고 싶을 만큼 살을 빼고 싶어요. 저 사람이 뭐라도 하는 사람이네, 할 정도로 살을 빼고 싶습니다."(한성종 씨)

4주간의 해독 다이어트로 건강한 몸을 만들어 멋지게 직장에 복귀하고 싶다는 한성종 씨! 그의 간절한 바람은 기적 같은 변화를 가져다줄까?

건강미 넘치는 아름다운 신랑 신부를 꿈꾸며

5년간의 열애 끝에 올 6월에 결혼식을 앞두고 있는 예비 부부 임동준, 민보라 씨. 누구보다 아름다운 모습으로 기억되고 싶은 결혼식. 그런데, 날짜가 다가올수록 걱정이 늘고 있다.

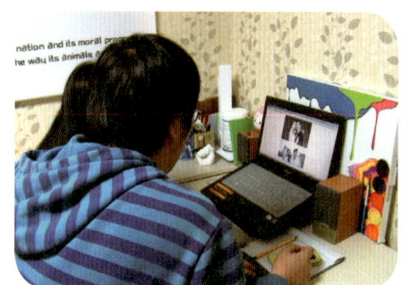 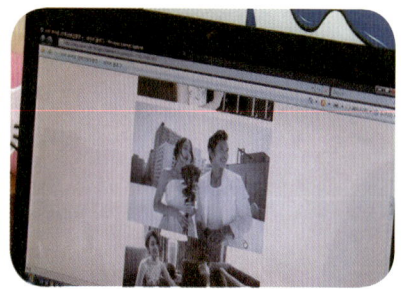

| 드레스 보는 민보라씨와 임동준씨

"저는 괜찮은데 예비 신부가 드레스 입고 사진도 찍어야 하는데 그 부분이 제일 걱정이죠."(임동준 씨)

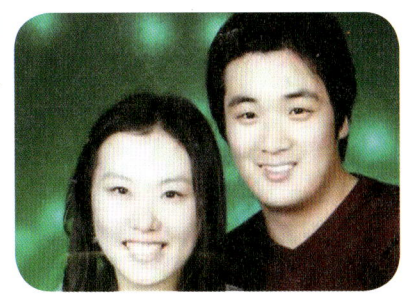
| 5년 전 사진

"무조건 살이 문제죠. 다이어트가 문제예요."(민보라 씨)

그러나 5년 전 만해도, 날씬한 모습을 자랑하며 어느 누구 못지않은 선남선녀였던 두 사람! 도대체 5년 사이 이들에겐 무슨 일이 있었던 것일까?

"우선 먹는 걸 상당히 좋아해요. 데이트를 하다 보면 남자친구 같은 경우는 끝나는 시간이 늦은 시간이에요. 그러면 거기에 맞추다 보면 밥 먹는 것 보다는 술 한 잔에, 아니면 야식이라든가 그런 걸 먹고. 먹으면 바로 자야 되는 시간인 거예요. 먹고 바로 눕는 습관. 특히 저녁 때 먹는 것들이 그렇죠."(민보라 씨)

그렇다면 다이어트를 하려는 노력은 안 하는 걸까?

"아니에요. 그래도 다이어트에 조금 노력하고 있는 부분들이 있어요."
(민보라 씨)

과연 그녀가 하고 있는 다이어트 비법은?

"두부도 점심 때 같이 먹으려고 하고, 그 다음에 낫또 같은 것도 먹으려고 하고."(민보라 씨)

그러나 그것이 끝이 아니다! 민보라 씨는 그 동안 안 해본 다이어트가 없다고 한다.

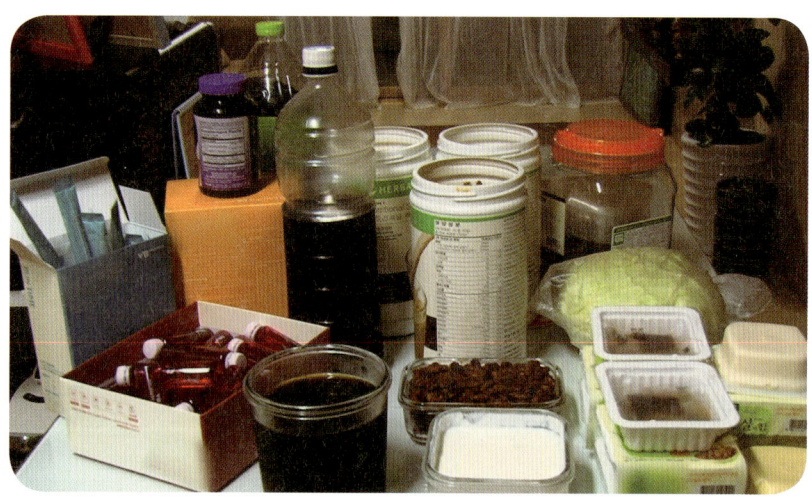

| 민보라씨가 해본 다이어트들

"검정콩 다이어트, 함초. 이거는 진짜 한 잔씩 먹는 게 얼마나 곤욕인지 몰라요. 바나나 식초는 가장 최근 것. 뽀빠이 아저씨가 번데기로 살 뺐다고 해서 번데기 한두 개 먹다 말았고, 이것도 한두 개 먹다 말고요."(민보라 씨)

결국은 모두 실패했다고 한다.

"한약, 원 푸드, 양약 등 모두 음식을 배제해서 다이어트를 시작했던 것 같아요. 처음에 5kg가 빠지면 한두 달 후에는 다시 10kg가 찌고, 10kg가 빠지면 몇 달 후에는 20kg가 찌고 지금 보면 30kg 이상 찌게 된 것 같아요."(민보라 씨)

결혼식을 앞두고 다이어트가 절실한 임동준, 민보라 씨! 하지만 이들이 해독 다이어트를 결심한데는 더 큰 이유가 있다.

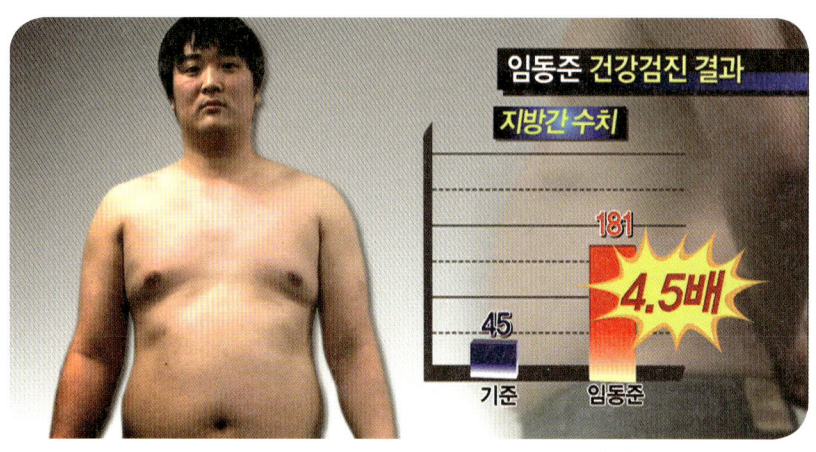

| 임동준씨 검사 결과

"주변에는 남편도 건강하고 아내도 건강한데 자연 임신이 안 되는 경우들이 많더라고요. 그런 부분들도 걱정이 되는데, 거기에 더해지는 요인이 저희 둘 다 과하게 살이 있어서 조금 더 나쁜 영향을 끼치지 않을까 걱정도 되고요."(민보라 씨)

그렇다면 이들의 현재 건강 상태는 어떨까. 민보라 씨의 경우, 당뇨 바로 전단계라는 진단이 나왔다. 방치하면 당뇨로 발전할 수 있는 상황. 임동준 씨의 경우는 지금 당장 치료가 시급한 상태라는 결과가 나왔다. 그는 공복 혈당이 무려 182로 심각한 상황이었지만 자신이 당뇨라는 사실조차 몰랐다. 뿐만 아니라, 간 수치와 콜레스테롤이 정상수치를 크게 웃돌았고, 만성 염증도 고위험 상태였다.

"처음이었어요. 어디 가서 검사받고 하는 게 처음이었는데 그래도 살은 쪘지만 못하는 운동도 없고 나름 건강하다고 생각했었거든요. 근데 이번 건강검진 결과에 당수치가 높게 나와서 5년 후, 10년 후를 생각하니… 이 상태로 5년, 10년이 지난 후에 저를 생각해봤을 때는 답이 안 나오는 거예요. 그래서 이번 기회가 아니면 진짜로 내가 살을 뺄 수 있을까 하는 생각이 많이 들었어요."(임동준 씨)

건강한 아빠로 아이 곁에 오래 머물고 싶다!

비만으로 인해 각종 성인병에 시달리고 있는 이재원 씨. 최근 몇 년 사이 고혈압을 시작으로 당뇨와 지방간, 통풍, 요로결석까지 진단 받았다는데, 모두 비만으로 인한 합병증이었다.

"재작년에 전체적으로 면역력이 떨어져서 급성폐렴이 왔어요. 그것 때문에 응급실에 갑자기 실려 갔는데 깨 보니까 선생님 네 분이 제 곁에 서 계신 거예요. 한 분은 혈압에 순환기내과, 한 분은 지방간에 소화기 내과, 한 분은 통풍에 류머티즘 내과, 마지막 한 분은 폐에 호흡기 내과, 이렇게 선생님 네 분이 저를 쳐다보면서 '이 상황을 어떻게 해야 할지… 병들이 모두 연쇄작용이 있는데 그 원인이 비만에서 시작되었다'고 하시더라고요."

그렇다면 그가 비만인 원인이 무엇일까?

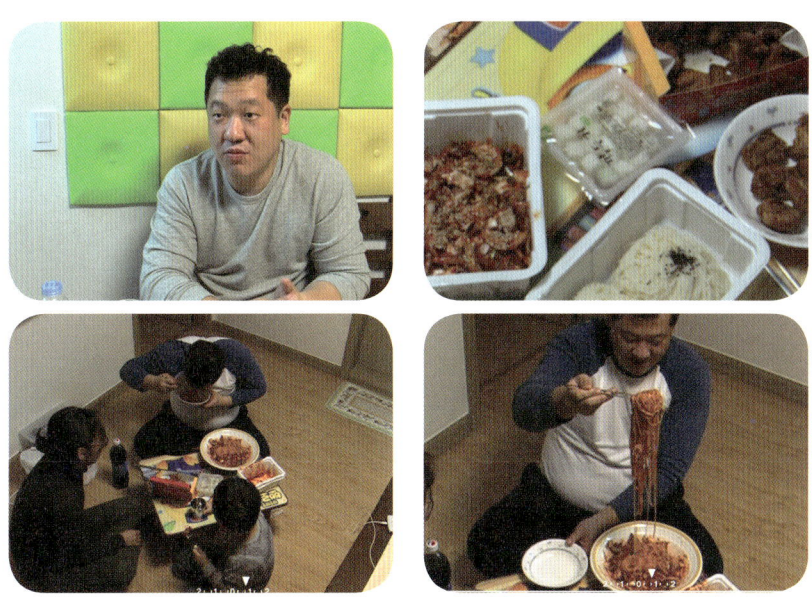

| 이재원 씨의 식습관

그런데 그는 늘 간식을 달고 살고, 먹으면 바로 눕는 게 일상. 먹는 것조차 누워서 먹기도 하고, 일주일에 서너 번은 시켜 먹는 야식, 그 양도 어마어마했다.

이재원 씨의 경우, 잘못된 식습관이 가장 큰 문제였다. 거기에 직장생활로 인해 앉아 있는 시간이 많고 몸을 움직일 일이 별로 없다 보니 비만에 시달리게 되었고 결국 성인병까지 얻게 된 것이다.

"계속 제가 비만으로 안 좋아져서 몸이 안 좋아지면 나중에 아들이 자라면서 뒷받침 하는데 제가 갑자기 훅 갈 수 있지 않겠나… 실제로 혈압도 최고 혈압이 200mg/dL, 최저 혈압이 130mg/dL을 넘게 찍어서요, 거의 응급상태로 있었던 상황이 있어서 '아, 진짜 건강관리를 해야겠다'고 생각했죠." (이재원 씨)

그런데 도대체 이렇게 이재원 씨의 몸을 망가지게 한 주범은 무엇일까? 박용우 원장이 직접 그의 집을 방문해 그의 식생활의 문제점을 파헤쳐 보았다.

그런데 박용우 원장의 눈에 띈 것들은 바로, 쌓아둔 라면과 물 대신 하루에 두세 병씩 마셨다는 탄산음료, 냉장고에 가득 들어있는 빵들과 초콜릿이었다.

"우리가 무심코 먹는 음식 속에 독소가 있어요. 그래서 음식을 먹을 때, 늘 영양 성분표를 보는 습관을 들여야 해요. 이 탄산음료를 보면

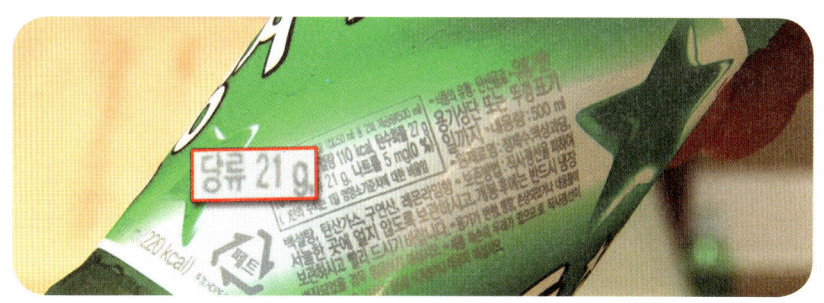

| 사이다 영양성분 표 – 당류 표시

 "당류가 21g이라고 나와요. 당류라는 게 혈당을 급격하게 높이는 단순 당을 이야기하는 거거든요. 21g이면 각설탕 7개 정도 들어가 있는 설탕물을 마시고 있는 거죠."

박용우 원장 / 가정의학과 전문의

 "이러한 탄산음료를 비롯해 이재원 씨는 하루에 100g 이상의 설탕을 먹고 있는 거예요. 그래서 비만이 오고 당뇨가 올라가고 배가 나오고 중성지방이 올라가고. 밥이나 과일과 같이 몸에 좋은 걸로 탄수화물을 얻어야 하는데 엉뚱한 걸로 먹어서 나쁜 게 쌓여 있는데 점점 더 쌓이는 현상이 일어나고 있는 거죠."

박용우 원장 / 가정의학과 전문의

독소 밥상을 물리쳐라!

이재원 씨의 냉장고에서 박용우 원장이 찾아낸 낸 독소 식품들이 이렇게 많았다.

건강한 사람들에게는 괜찮을 수 있지만 비만인 사람들에게는 치명적인 독소 식품들. 당분이 높은 밀가루 식품은 독소 식품이다. 비만 환자의 건강에 치명적이라 할 수 있다.

"해독이라는 게 독의 실체를 활성산소, 그 다음에 장내 염증, 독성 지방을 이야기 했단 말이죠. 독성 지방은 운동으로 해결하는 거고, 나머지 두 개가 음식인데, 염증을 유발하는 것은 장 건강을 해치는 음식들이거든요. 대표적으로 이야기하는 것이 밀가루 음식이고, 그 다음에 활성산소를 많이 유발하는 것은 과식하는 식습관도 있지만 단 음식, 특히 설탕이 많이 들어가 있는 음식들이 활성산소의 생성을 더 자극하거든요. 그러니까 설탕, 액상 과당 같은 단순 당이 있는 음식, 밀가루 음식을 무조건 끊어야 하고 있는 그대로의 천연 재료, 제철 음식 이런 것들을 먹는 것이 해독의 첫걸음이에요."

박용우원장 / 가정의학과 전문의

해독 기간에 금지해야할 식품
밀가루 음식, 삼겹살, 패스트푸드, 술, 커피
해독 다이어트 기간엔 독소 식품을 철저히 끊어야 하는 것이 핵심

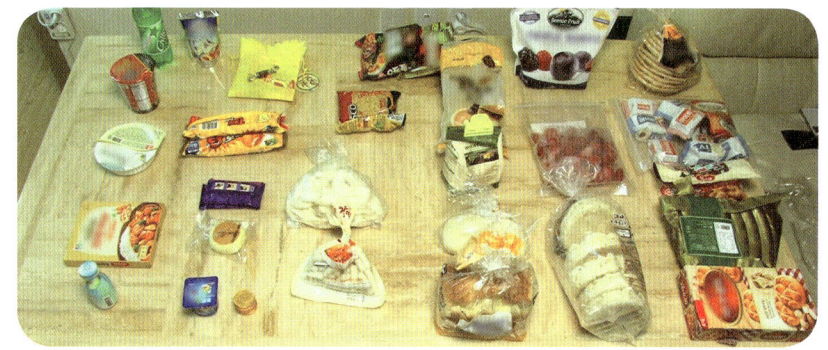

| 독소 식품

해독 밥상을 차려라!

그렇다면 앞으로 4주간 어떤 음식을 먹어야 해독이 되는 것일까? 드디어 우리 몸의 독소를 제거하고, 몸을 해독하는 음식들이 공개된다!

그런데! 지극히 평범한 재료들이다. 과연 이것으로 해독이 될 수 있을까?

"그럼요. 여기 있는 이 음식들이 다 우리 몸의 독소를 빼 줍니다. 우리가 보통 해독주스를 만들어 먹을 때 꼭 들어가는 게 양배추인데, 양배추는 해독에 있어서 굉장히 중요한 채소에요. 비타민U라고 해서 위와 장의 건강에 유익한 성분이 있고 이런 채소들이 갖고 있는 식물 영양소들이 활성산소를 잡고 염증을 가라앉히는 효과가 있어요. 그런 효과를 내는 것들이 다양한 종류로 다 있기 때문에 다양한 종류의 채소를 섭취하는 게 좋아요. 샐러드를 만들어 먹는 것도 좋고. 대표적으로 시금치와 콩나물을 갖고 온 것은 콩나물이나 시금치를 무칠 때는 최대한 싱겁게 무치라는 거죠."

박용우원장 / 가정의학과 전문의

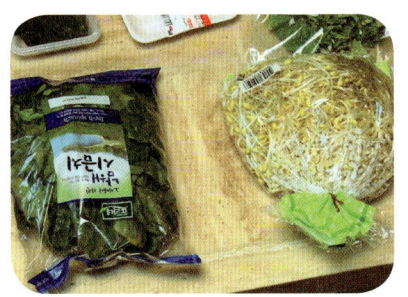 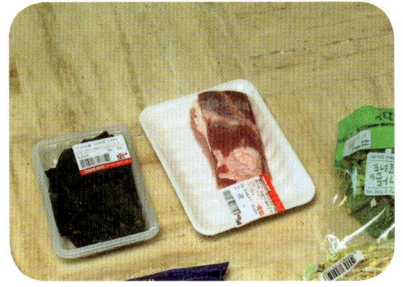

| 박용우 원장이 가져온 해독 음식들

염분 섭취와 탄수화물을 줄이고 다양한 종류의 채소와 해조류를 4주 동안 먹는 것만으로도 우리 몸은 충분히 해독되고 살이 빠진다는 것이다.

그리고 4주간의 해독 다이어트 기간 동안 꼭 먹어야 하는 것이 바로, 두부를 비롯해 닭 가슴살, 달걀 흰자, 삶은 고기, 그리고 해산물과 같은 단백질이 풍부한 음식이다.

"제 아무리 채소를 많이 챙겨 먹어도 그 안에 들어있는 단백질이 약간 있겠지만 이거 가지고는 근육이 빠지는 걸 해결 못해요. 그래서 단백질을 먹어야 하는 게 첫 번째고요. 단백질을 매 끼니마다 챙겨먹어야 하는 거예요. 근데 단백질의 또 하나의 장점은 뭐냐면 포만감을 빨리 줘요. 배가 불러요. 식이섬유도 배부르게 하고 단백질도 배부르게 하니까 탄수화물에 대한 욕구를 줄여준다는 거죠."

박용우 원장 / 가정의학과 전문의

4주간 철저히 독소가 쌓이는 음식을 제한하고 채소와 단백질 위주로 식사를 실천하고, 약간의 탄수화물을 섭취하는데, 이때는 고구마나 떡이 아닌 잡곡밥으로 다른 채소 반찬과 함께 골고루 먹는 것이 중요하다고 한다. 또한 매 주차별로 견과류나 과일을 점차 늘리며 운동을 병행하는 것이 바로 해독 다이어트의 핵심이다.

해독 다이어트의 4대 지침

그리고 박용우 원장은 해독 다이어트를 하는데 가장 중요한 지침이 있다고 한다.

"첫 번째는 4끼 식사를 꼭 지켜야 합니다. 배고픈 다이어트는 100% 실패한다는 것이 해독다이어트의 지침이고요, 두 번째는 12시간 공복 유지입니다. 특히, 저녁 식사 후에 12시간 공복 상태를 유지하는 것이 좋습니다. 이는 소화기관에 휴식을 주고 독소를 배출하기 위해서 필요한 시간이죠. 저녁을 7시에 먹었다면, 그 다음날 아침 7시까지는 아무것도 먹으면 안 됩니다. 다시 이야기해서 저녁 먹고 나서 잠자리에

들 때 까지 야식을 하면 안 되고요. 저녁을 늦게 먹게 되면 그 시간에서 12시간 이후에 첫 번째 식사를 해야 한다는 얘기입니다. 이것은 우리 몸에 대사 시스템에도 휴식을 줌으로서 그 시스템이 정상으로 돌아오도록 도와주는 것이기 때문에 꼭 필요하고요. 그리고 세 번째는 수분 손실이 없도록 물은 하루 8잔 이상 마셔야 합니다. 마지막 네 번째, 잠은 저녁식사 4시간 이후 6시간 이상 숙면을 취해야 해독을 극대화 할 수 있습니다!"

박용우 원장 / 가정의학과 전문의

해독 다이어트 이제 시작이다!

고혈압, 고지혈증, 골다공증, 천식 등으로 20여종의 약을 먹고 있는 50

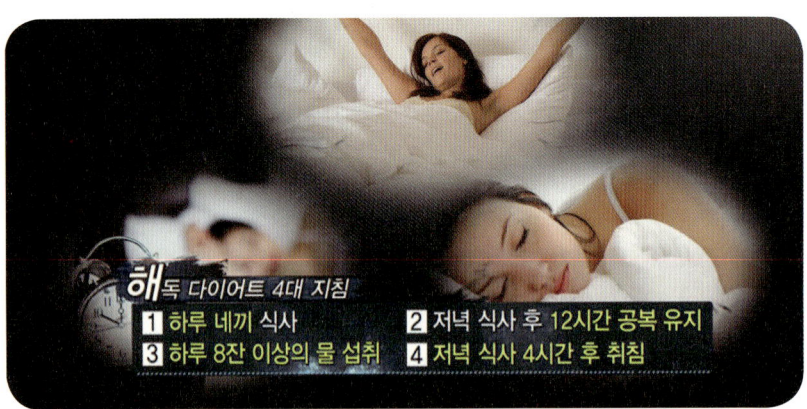

| 해독 다이어트 4대 지침 정리 화면

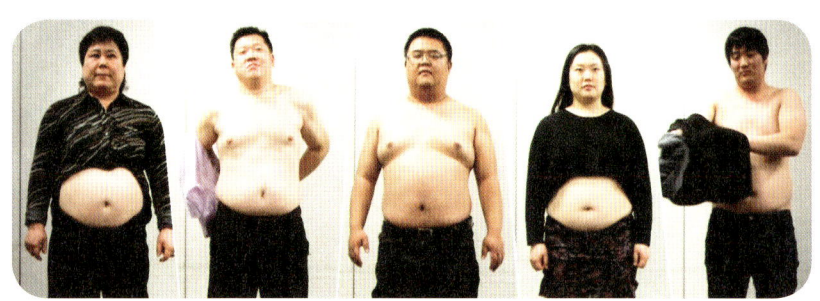

| 5명의 참가자들

대 주부 김순덕 씨! 고혈압, 당뇨, 지방간, 통풍을 앓고, 응급실까지 실려 간 40대 가장 이재원 씨! 30대의 젊은 나이에 지방간, 고혈압, 당뇨로 건강을 잃고 직장까지 그만둔 한성종 씨! 건강검진 결과, 당뇨와 간수치가 고위험 상태인 임동준 씨. 그리고 당뇨 위험이 있는 민보라 씨까지! 참가자 전원이 비만으로 인해 건강에 적신호가 온 상황! 과연 짧은 4주간의 시간 동안 망가질 대로 망가진 이들의 건강이 달라질 수 있을까?

그리고 또 한 사람, 참가자들과 함께 박용우 원장 또한 4주간 해독 다이어트에 참여했다.

건강에 매우 신경을 쓰고 관리를 잘 하는 박용우 원장이었지만 잦은 술자리로 인해 뱃살이 나온 상태였다. 자, 이렇게 결코 쉽지 않을 듯한

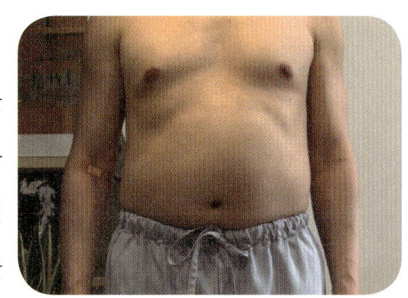

| 박용우원장 배

4주간의 해독 다이어트, 그 첫걸음이 지금부터 시작되었다.

"해독 다이어트의 목표는 건강한 몸 만들기입니다. 망가진 내 몸을 해독시키기 위해서 다이어트를 하는 겁니다. 해독 다이어트를 하고 나면 자연스럽게 체중이 줄어듭니다. 왜냐하면 건강한 몸에는 군살이 붙지 않기 때문이죠. 건강한 몸을 먼저 만들려고 노력하다 보면 살은 자연스럽게 빠지게 되고, 더 큰 효과는 다시 살찌지 않는 몸이 된다는 겁니다."

박용우 원장 / 가정의학과 전문의

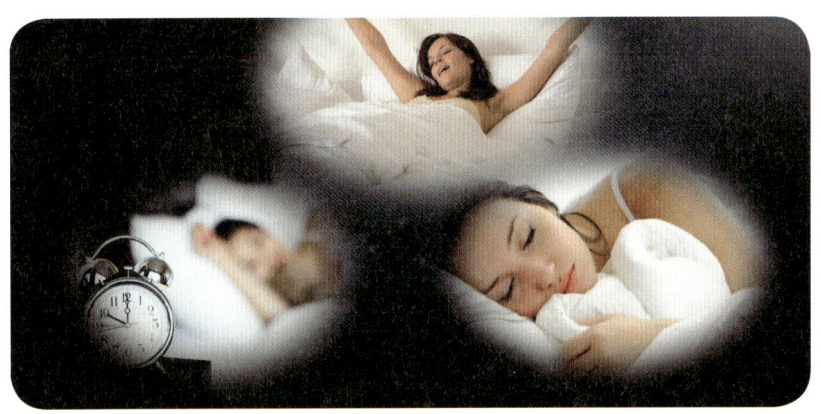

해독 다이어트 1주차

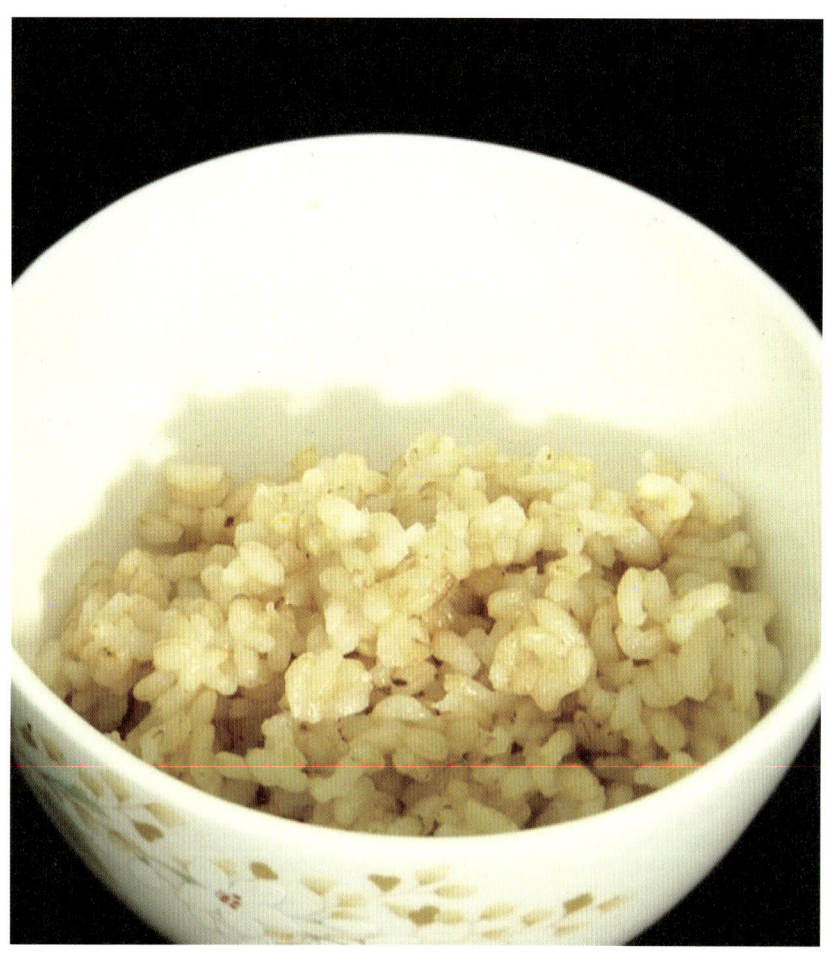

첫 번째 과제, "내 몸을 비워라!"

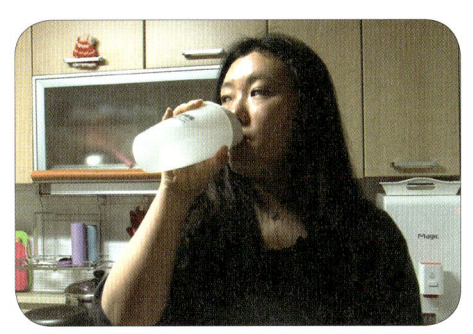

1주, 첫 번째 과제는 '내 몸을 비워라!' 첫 3일은 집중 해독 기간으로, 4끼 식사를 오직 단백질 음료만 먹는데, 이는 장을 쉬게 하고 염증을 가라앉히는 과정이다.

우리 몸을 깨끗이 비우는 기간으로, 해독 다이어트에 있어 가장 힘든 시기이다!

"첫 날인데 곤욕입니다. 제가 담배를 같이 끊는 건데 담배 생각도 많이 나고 밖에서 일반 밥 먹다가 이렇게 단백질제나 이런 걸로 때우려니까 참

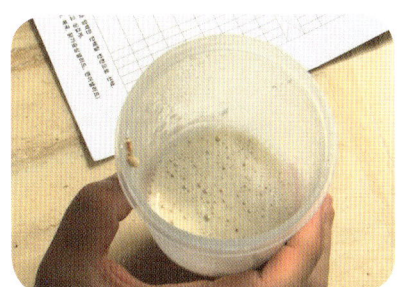 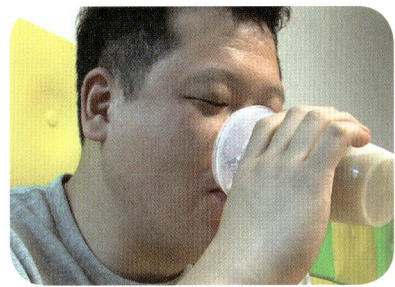

| 이재원 씨가 물에 탄 단백질 음료를 마시는 모습

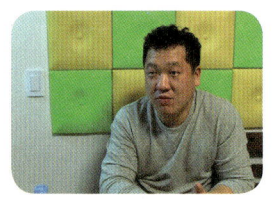 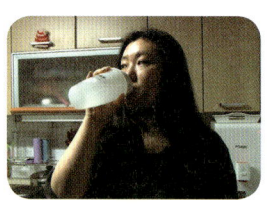 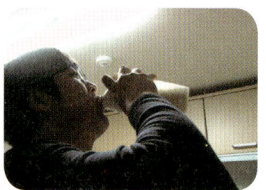

| 이재원 씨 | 민보라 씨 | 임동준 씨

괴롭고. 제가 좀 군것질을 자주 하는 편인데 하나도 안 하니까 약간의 초조함과 불안함을 같이 느끼고 있어요."(이재원 씨)

"많이 배고파요."(민보라 씨)

"먹는 것 같지가 않죠. 절대 그냥 꿀꺽 삼키지 않습니다. 꼭꼭 씹어 먹습니다. 10번 씹어 먹습니다."(임동준 씨)

하루 4끼 식사를 하되, 오로지 가루 형태의 단백질만 먹어야 하는 해독 과정. 그런데, 해독 과정 중에 왜 유독 단백질 섭취만을 권장하는 것일까?

"첫 3일 동안은 해독에 가장 중요한 시기인데 일단은 우리 몸의 염증을 가라앉혀줘야 하거든요. 그러기 위해서는 장 건강이 중요하고, 장을 쉬게 해줘야 하는데요. 장을 쉬게 하기 위해서 아무것도 먹지 않게 되면 우리 몸에서 필요로 하는 영양소를 충분히 얻지 못해서 몸이 축나는 결과를 초래하게 되죠."

박용우원장 / 가정의학과 전문의

3일간 음식 섭취를 하지 않고 장 해독을 하는 동안 영양 불균형을 막는 것은 물론, 음식을 먹지 않게 되면 근육이 손실되는데, 단백질 음료가 그것을 막아준다는 것이다. 그래서 집중 해독기간인 3일간은 오로지 단백질 음료만 먹고 몸을 깨끗이 비우게 된다.

이때, 부족한 영양분이 없도록 영양제도 함께 섭취하게 된다. 장을 쉬게 하고 몸을 해독하는 과정이라고는 하나, 결코 쉽지 않는 기간이다. 해독 과정, 공복감에 힘들진 않을까?

"밤에 배고프죠. 많이 배고파요. 특히 9시, 10시 정도에 가장 배고프고 그 시기가 지나면 괜찮은 것 같아요."(민보라 씨)

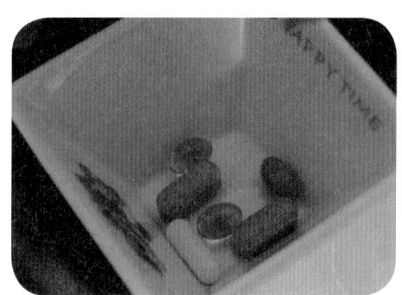

| 영양제

음식을 제한하고 단백질 음료만 먹는 해독 3일, 이 시기엔 무리한 운동은 피하고 가볍게 몸을 풀어주는 정도가 좋다.
과연 이 시기에 참가자들에겐 어떤 변화가 있을까?

"많이 힘들다거나 그런 게 아직 저는 없어요."(민보라 씨)

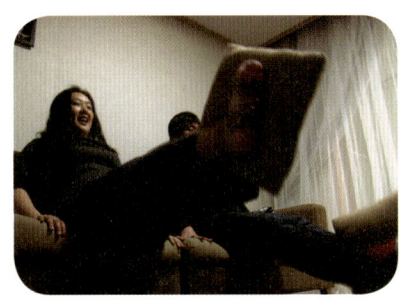
| 소파에 앉아 운동하는 모습|

"첫날에 어지러운 것은 있었는데 오늘은 훨씬 더 가벼운 것 같아요. 아침에 뒤척거리면서 일어났는데 오늘은 금방 일어났어요. 좀 신기했어요."(임동준 씨)

그런데 음식을 제한하는 기간에는 몸에서 거부반응이 생기기도 한다.

"배는 안 고픈데 속이 허전해서 그런지 어지럽고 구토도 조금 나려고 하고. 그 다음날 되니까 조금 몸이 가벼워지더라고요."(김순덕 씨)

"탄수화물을 의도적으로 제한을 하게 되면 우리 몸이 지방을 사용하면서 지방을 잘게 쪼개서 케톤이라는 형태로 사용하게 되는데 그것이 혈액 내에 나타나게 되면 속이 메슥거리거나 어지럽거나 두통을 호소할 수 있습니다. 그래서 저는 환자들에게 탄수화물의 금단증상이라고 이야기하지만 탄수화물에 대한 금단증상일수도 있고 우리 몸에서 지방을 쓰기 위해서 과정에서 나오는 증상이기 때문에 일시적으로 2-3일 정도 그런 증상을 호소하다가 없어지는 경우가 대부분이고요. 그리고 탄수화물을 다시 섭취하게 되면 그런 증상은 없어지게 됩니다."

박용우 원장 / 가정의학과 전문의

단백질 음료

　단백질음료는 체중 감소를 돕는 적절한 양의 단백질로 운동 후 근육과 컨디션 회복을 도와주는 역할을 한다. 따라서 운동선수들이 훈련이나 경기 중에 많이 마신다. 박용우 원장의 단백질 음료는 우유나 두유에 타 먹는 미숫가루와 같은 가루형태다.

해독 다이어트 1주 차, 두 번째 과제,
"단 한 끼의 일반식사, 해독 밥상을 사수하라!"

3일간 몸을 깨끗이 비우고 난 후 4일 째부터는 잡곡밥 반 공기와 채소, 해조류 단백질 위주의 일반 식사 한 끼가 허용된다.

잡곡밥 반 공기와 함께 활성산소와 염증을 가라앉히는 다양한 채소 반찬, 그리고 근육 손실을 막고 포만감을 높이기 위해 단백질이 풍부한 음식을 섭취하는 것이다. 이 평범한 음식만으로도 충분히 우리 몸이 해독되고 살이 빠진다고 한다.

하루 4끼 식사 중 3끼는 단백질 음료를 먹고, 점심만 일반식을 먹는데, 밥의 양을 제한하는 것 빼곤, 채소나 해조류, 단백질 음식은 배고프지 않을 만큼 충분히 섭취할 수 있다.

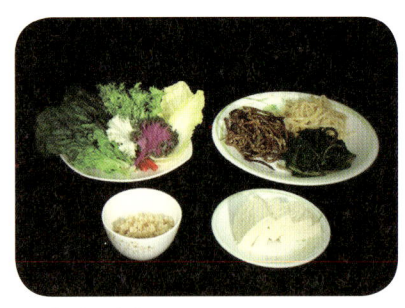
| 해독밥상

이렇게 몸에 무리 없이 4주간 서서히 밥의 양과 음식의 종류를 늘려가는 해독 과정인 것이다.

탄수화물은 잡곡밥으로 반 공기!

3일간의 집중 해독 기간을 갖고 먹게 되는 식사, 그 사이 입맛에도 변화가 있다는데.

"조금만 간이 가면 짠 느낌이 드는 거예요, 이제는. 그래가지고 간장도 물을 탔어요. 오죽하면 거기에다가 단 걸 타면 안 되니까 물을 타서 조금 간을 심심하게 해서 먹으니까 그때 간이 맞더라고요. 며칠 사이에 이렇게 달라질 수가 있나? 정말 신기한 것 같아요."(김순덕 씨)

철저한 해독 밥상으로 우리 몸의 독소를 빼고 살을 빼는 해독 다이어트. 하지만, 결코 만만한 일이 아니다. 어딜 가나 음식의 유혹 앞에서 자유로울 수 없는 것이 현실! 하지만 참고 견뎌야 한다. 먹는 순간 다이어트는 물거품이 되고 만다.

돌잔치에 온 임동준 씨, 이런 곳에서 음식을 거부하긴 참으로 쉽지 않은 일이다.

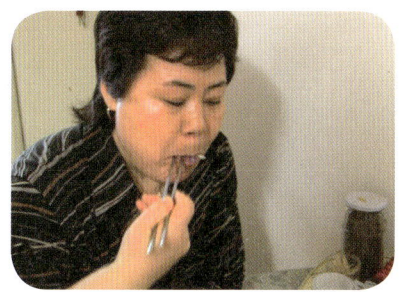
| 김순덕씨 식사 하는 모습

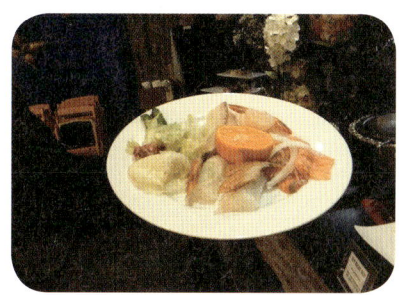
| 단백질이 풍부한 연어 선택한 임동준씨

"먹고 싶은 건 많은데 먹을 수 있는 음식이 없습니다." (임동준 씨)

기름진 음식은 돌보듯 하고, 어떤 유혹에도 굴하지 말아야 하며, 인내와 끊기가 필요한 시간이다.

"지금까지 계속 샐러드하고 고구마 위주로 먹었는데, 계속 그렇게만 먹다 보니까 질려가지고 점심은 어차피 잘 안 넘어가더라고요. 그래서 어머니한테 샐러드에다가 김말이 같은 걸 좀 해달라고 말씀드려가지고 김말이를 해주셨어요. 이 안에 간은 전혀 안 되어 있고요. 두부나 파프리카, 야채 다진 걸 김에 싸놓은 거예요. 국도 잘 안 먹었었는데 오늘은 청국장, 건더기 위주로 해서 먹을 생각입니다. 이렇게 김말이 해서 먹었는데 그나마 먹기가 편한 것 같고요."(한성종 씨)

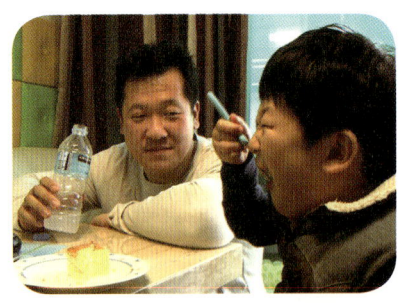

| 간식 먹는 아들 바라보는 이재원 씨

어떤 시련이 와도 해독 밥상을 절대 고수한다! 과연 일주일간의 이들의 힘겨운 노력이 어떤 결과로 나타났을까?

박용우 원장의 식단

참가자들과 함께 해독다이어트를 시작한 박용우 원장. 그 역시 철저한 식이요법과 운동을 병행하며 변화를 경험하고 있었다. 그렇다면 박용우 원장은 1일 한 끼, 어떤 식사를 하고 있을까?

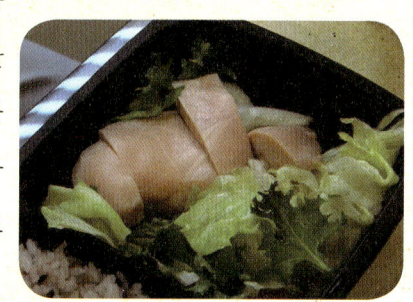

| 박용우 원장의 건강 식단

간이 되지 않은 닭가슴 살과 샐러드, 약간의 잡곡밥

"이게 간이 안 된 닭 가슴살이니까 이걸 나는 소스는 살짝 찍어서 먹어요. 소스를 다 뿌려먹지 않아도 간이 되니까 싱겁게 먹으면서, 단백질과 채소도 챙겨먹고 약간의 탄수화물도 먹고요."

박용우원장 / 가정의학과 전문의

간은 최대한 싱겁게,
채소와 단백질 위주로 먹기!

도시락을 싸면 가장 좋지만 여의치 않을 경우, 최대한 채소와 단백질 위주의 음식으로 간을 최소화해서 먹어야 한다. 그리고 중요한 핵심 포인트 한 가지!

채소나 단백질 음식을 밥처럼, 밥을 반찬처럼 먹기!

먹는 순서만 바꿔도 포만감이 빨리 생겨 비교적 탄수화물인 밥의 섭취를 줄일 수 있다!

해독 다이어트 1주, 결과 발표!

해독다이어트 첫 주의 결과를 확인하는 시간, 과연 결혼을 앞두고 건강한 부모가 되기 위해 도전한 민보라, 임동준 커플에게 어떤 변화가 찾아왔을까?

"아주 좋습니다. 체중은 5.1kg가 빠졌는데 체지방에서 4.6kg가 빠졌어요. 5kg 빠지는 체중도 드물지만 5kg 빠진 체중이 다 체지방인 것은 놀랍다고 할 수 있죠. 1주일인데 체지방이 5kg 가까이 빠졌으니 4주 후에는 도대체 어떤 놀라운 결과가 나올지 저도 많이 기대가 됩니다."

박용우 원장 / 가정의학과 전문의

예비신랑 임동준 씨, 해독 다이어트 일주일 만에 무려 5.1kg 감량 성공! 무엇보다 체지방을 4.6kg이나 감량한 것은 놀라운 결과라고 한다. 도대체, 해독 다이어트에 있어서 체지방을 빼는 것이 중요한 이유는 무엇일까?

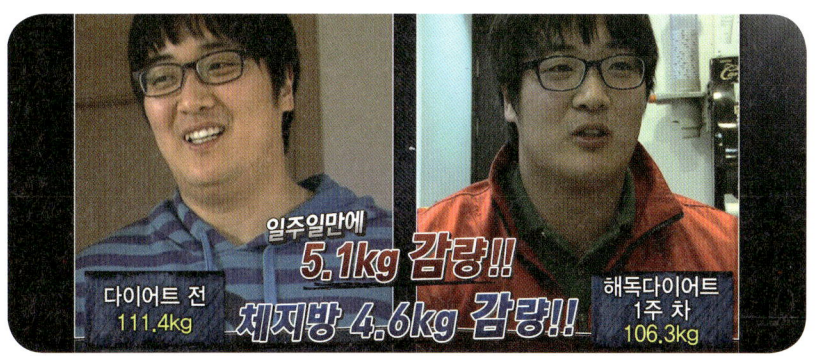

| 임동준 씨 1주일 전과 후

"우리 몸에 체지방이 지나치게 많게 되었을 때 여러 가지 문제가 생기게 되는데요. 특히 체지방이 피하조직에 있는 것이 아니라 내장 사이사이에 껴있는 내장지방이라든지 근육 사이사이에 껴있는 근육 내 지방이라든지 또는 간에 껴있는 지방간이라든지, 이런 엉뚱한 데 가 있는 지방이 우리 몸이 가진 병의 원인이 되는 겁니다. 이때, 우리 몸에서 체지방을 빼주게 되면 훨씬 지방에서 멀어질 수 있는 거지요."

박용우 원장 / 가정의학과 전문의

그렇다면 지난 4개월 동안 식이요법과 운동에도 불구하고 고작 2kg을 감량했었던 한성종 씨는 어떨까?

"사실 제가 제일 염려했던 분이 한성종 씨 이었거든요. 워낙 몸이 많이 망가져 있었고 몸이 많이 망가진 경우에는 해독 다이어트를 시작할 때 초반에 지방이 빠지기 보다는 수분과 근육이 빠지는 경우가 훨씬 더 많습니다."

박용우원장 / 가정의학과 전문의

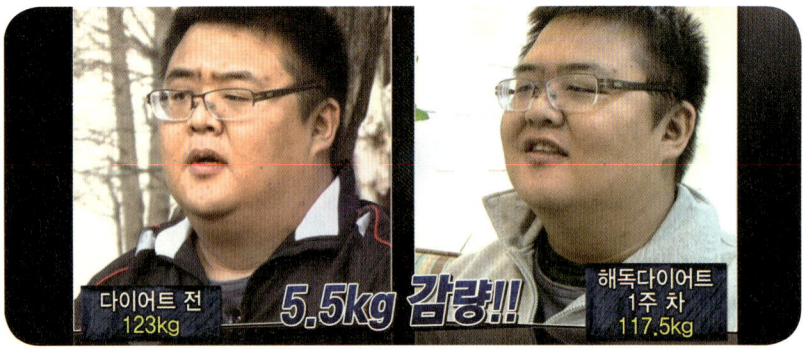

| 한성종 씨 1주일 전과 후 비교 사진

박용우 원장마저 희망적인 결과를 기대하지 못하고 있던 한성종 씨! 과연, 그는 이번에도 비만의 늪에서 헤어나지 못하는 것일까? 그런데!

"이건 일단 끊어도 될 것 같아요. 간에 대한 약은. 벌써 간 기능이 좋아졌을 거거든요."

박용우원장 / 가정의학과 전문의

약을 끊어도 될 정도로 건강이 좋아졌다?

"체중이 많이 안 움직이게 되면 이 분 같은 경우에 스스로 실망과 의욕이 꺾이지 않을까 염려를 했는데 오늘 일주일 만에 왔는데 체중이 무려 5.5kg이 빠졌어요."

박용우 원장 / 가정의학과 전문의

해독 다이어트 일주일 만에 무려 5.5kg 감량! 놀랍게도 일주일 만에 지방간으로 인한 간질환 약을 끊는데 성공했다!

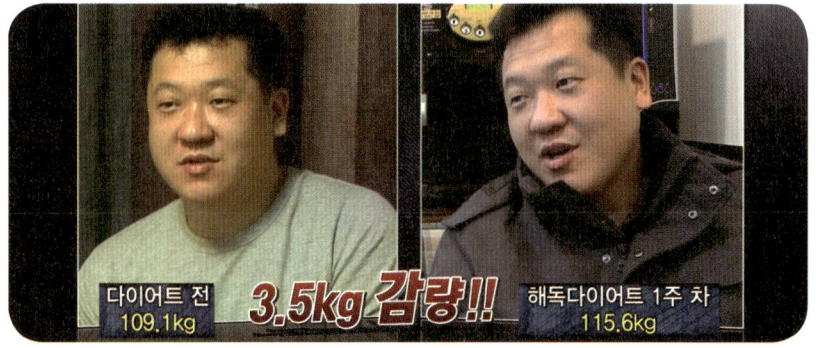

| 이재원 씨 1주일 전과 후 비교 사진

비만으로 각종 성인병에 시달렸던 40대 가장 이재원 씨 또한 일주일 만에 3.5kg 감량에 성공했다!

그렇다면 여성 참가자들은 어떨까?

"민보라 씨의 경우 2.7kg 빠졌고 체지방에서 2.5kg. 아직은 부기가 충분히 안 빠졌어요. 왜 이런 결과가 나왔을까요?"

박용우 원장 / 가정의학과 전문의

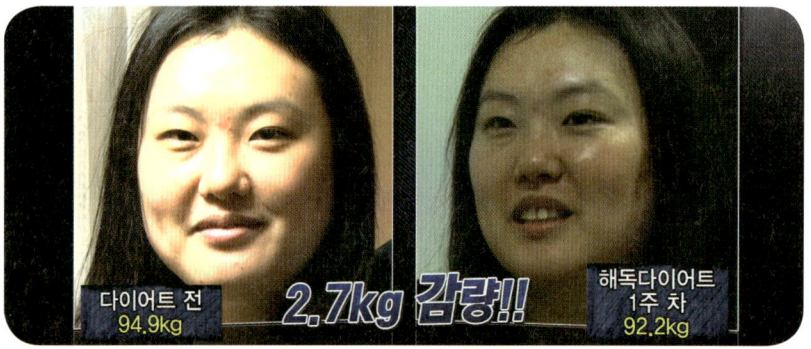

| 민보라씨 1주일 전과 후 비교사진

알고 보니 민보라 씨의 경우, 잠을 충분히 자지 못한 것이 그 원인이었다.

"아무튼 부기가 잘 빠져줘야 지방이 더 잘 나오거든요. 그러니까 부기가 조금 더 빠져줘야 해요. 그런데 좋은 건, 지금 빠진 체중이 거의 체지방이었단 말이에요. 그래도 빠진 체중이 전부 체지방이에요."

박용우원장 / 가정의학과 전문의

민보라 씨, 일주일 동안 2.7kg감량! 아직 붓기가 빠지지 않아 체중 감소가 더딘 상황이다. 그나마 빠진 체중이 거의 체지방이라는 것이 위로가 되는 정도다. 마지막으로 김순덕 씨는 어떨까?

"보면 체중이 70.1kg에서 68.9kg로 1.2kg가 빠졌는데 일주일 동안에 부기가 많이 빠진 거예요. 부기가 빠졌다는 것은 내 몸속에 있는 염증이 조금 가라앉았다는 얘기에요. 이 부기가 빠져야 그 다음에 지방이 나오는 거예요."

박용우원장 / 가정의학과 전문의

김순덕 씨는 예전과 달리 아침에 눈이 붓지 않은 것을 호전의 상태로 느끼고 있었다.

"그런데 처음에 이틀, 삼일은 아파서 죽겠더라고요. 힘이 없고 기운 없고 굉장히 참기가 힘들더니 거의 5일 되니까 아픈 게 거의 사라진 것 같

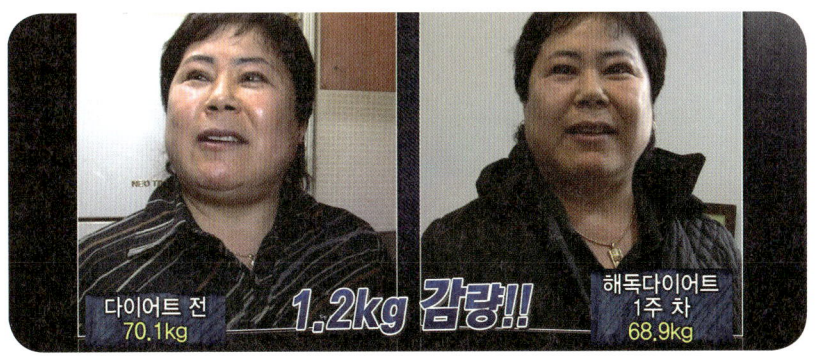

| 김순덕 씨 1주일 전과 후 비교 사진

아요."(김순덕 씨)

그러나 김순덕 씨의 경우, 다행히 만성염증으로 인한 부기는 빠졌으나, 활동량 부족으로 1.2kg 감량에 그쳤다.

"이제부터 해야 되는 게 뭐냐면 이제는 가벼워졌기 때문에 틈나는 대로 움직여야 합니다. 그러니까 이 생각이 종이 한 장 차이인데 그렇게 생각을 바꾸면 악순환을 거듭하던 게 순환으로 바뀌는 거예요. 이제부터는 무릎 핑계대지 말고, 허리 핑계대지 말고 많이 걸으셔야 해요."

박용우 원장 / 가정의학과 전문의

그런데, 참가자들의 일주일간의 체중변화를 비교해 본 결과 여성들이 남성들에 비해 체중 감소가 더딘 것을 확인할 수 있었다. 이유가 무엇일까?

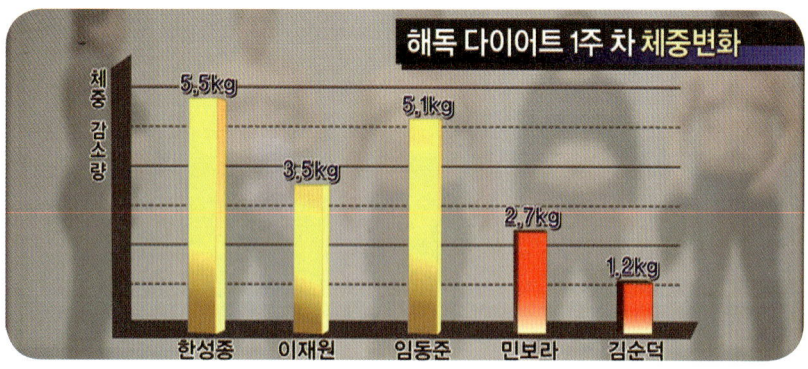

| 1주차 남녀 체중 변화

"김순덕 씨 같은 경우는 나이가 많다는 것이 하나의 걸림돌이죠. 나이가 많을수록 살이 더디게 빠집니다. 그 다음에 생리적으로 남자들보다는 여자들이 염증이라든지 외부 독소에 대한 저항력이 약합니다. 그래서 일단 몸이 많이 망가져있는 경우에 회복되는 것이 남자들보다 여자들이 더디다는 측면이 있고요. 아무래도 남자들이 운동을 조금 더 적극적으로 할 수 있고 과하게 할 수 있다는 것이 또 하나의 변수로 작용할 수 있을 거라고 봅니다."

박용우 원장 / 가정의학과 전문의

해독 다이어트 2주차

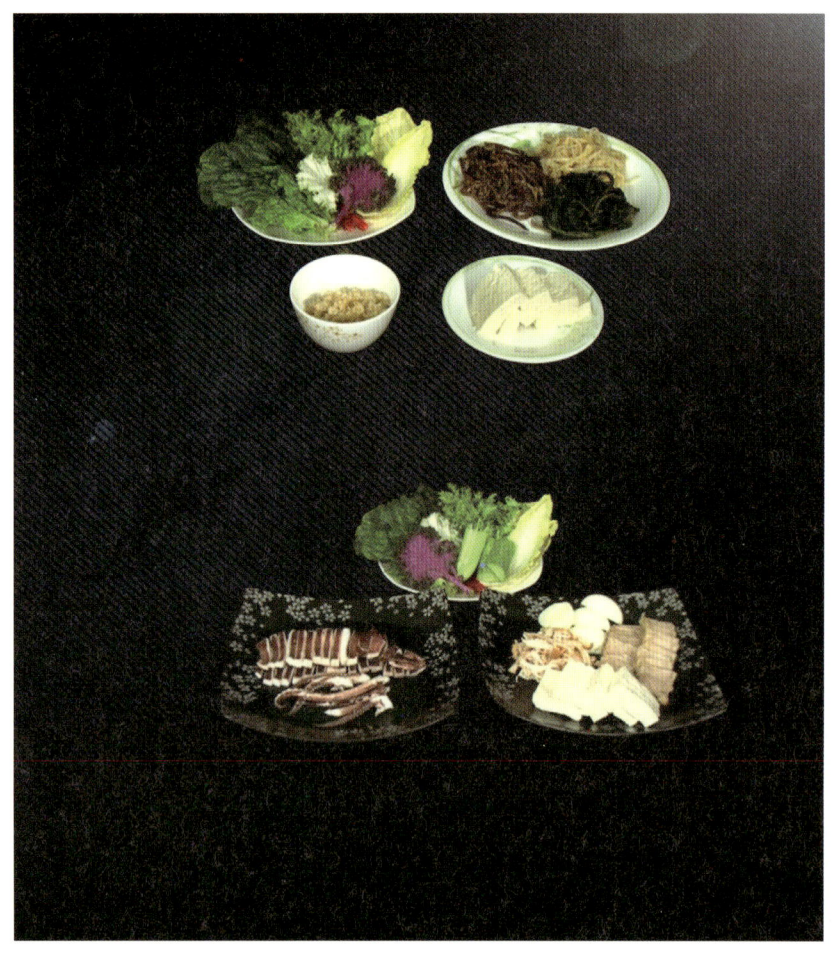

"배고픈 다이어트는
가라!"

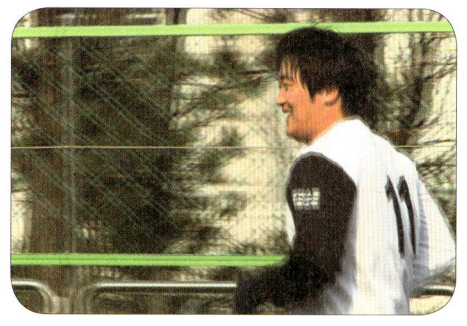

"2주차부터가 고비입니다 지금부터가 중요합니다. 운동도 시작했고 내가 노력을 더 하고 있는데 체중 감량 폭 차이가 안 크잖아요? 그러면 실망을 하게 되거든요. 그러니까 거기서 슬럼프에 빠지는 경우가 많습니다. 그래서 두 번째 주가 중요하다는 겁니다."

박용우 원장 / 가정의학과 전문의

2주차부터는 음식 섭취량을 늘리기 때문에 1주차 보다는 체중변화가 더딜 수 있다는 것이다. 그런데 음식 섭취를 늘린다고 해서 아무거나 먹을 수 있는 것은 아니다. 4끼 식사 중 점심과 저녁, 이렇게 2끼 식사를 채소와 해조류, 단백질 위주의 일반식을 먹게 된다.

해독 다이어트 2주차 식단

이때, 점심에는 잡곡밥 반 공기가 허용되는 반면, 저녁에는 철저하게 탄수화물 섭취를 제한하고 채소와 단백질로만 식단을 꾸려야 한다. 이는 탄수화물의 양을 조금씩 늘려 내 몸을 해독에 적응시키는 과정이다.

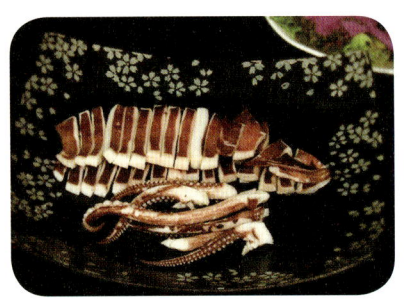 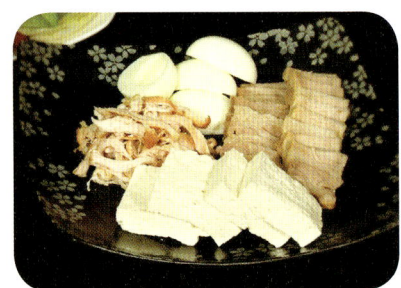

| 다양한 단백질 음식들

그런데 저녁에 탄수화물 섭취를 제한하는 이유는 무엇일까?

"탄수화물의 섭취량을 단계적으로 늘려야 합니다. 그래서 일단은 점심식사에서 먼저 시작하고 그 다음에 몸이 익숙해지는 것을 봐서 저녁에도 탄수화물을 섭취하게 하는데요. 일반적으로 저녁 식사 후에는 신체활동이 없지 않습니까? 그래서 뚱뚱한 사람은 당을 처리하는 능력이 떨어지기 때문에 저녁에 밥을 먹고 나면 건강한 사람에 비해서 혈당이 올라간 것이 더디게 떨어지거든요. 더디게 떨어지는 상태, 완전히 떨어지지 않은 상태에서 잠자리에 들게 되었을 때는 자고 있는 동안에 지방을 연소하는 기회를 그만큼 잃게 되는 것입니다. 그래서 가급적이면 살이 쪄있는 사람들은 저녁 때 탄수화물 섭취를 제한하는 것이 좋습니다."

박용우 원장 / 가정의학과 전문의

생활습관과 식습관이 바뀐다!

그렇다면 건강 상태와 환경이 각각 다른 참가자들은 어떻게 2주차를 견뎌내고 있을까? 우선 첫 주 체지방을 무려 5kg가까이 감량한 예비 신랑 임동준 씨. 그는 매일 아침 꾸준히 운동을 하고 있었다. 이런 아침 운동이 그에게 큰 도움이 되고 있다고 한다.

"아침마다, 축구공은 일주일에 4번 정도 차는 것 같아요. 안 차는 날은 자전거를 타거나 달리기, 헬스장 가서 운동을 하고 있어요. 생활습관을 바꾸고 식생활을 바꾸다 보니까 오히려 에너지가 더 많이 생기는 것 같아요."(임동준 씨)

아침 운동과 함께 식습관에도 큰 변화가 찾아왔다. 연애를 하는 5년 동안 야식과 사먹는 음식으로 급격히 체중이 늘었다는 임동준 씨. 이제는 직접 음식을 만들어 먹기 시작했다.

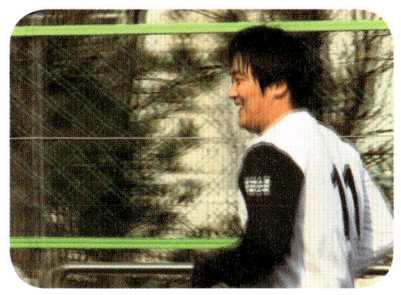
| 운동하고 있는 임동준씨

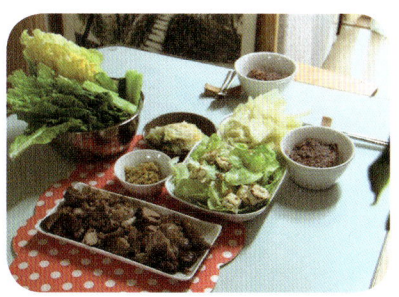
| 임동준씨 밥상

"솔직히 제가 좋아하는 메뉴가 있으니까 보기에도 좋아요. 이것도 먹을 수 있어, 하는 생각이 드니까 다이어트에 여유도 생기고. 대신 순서를 채소를 먼저 먹게 되니까 포만감은 더 생기고요."(임동준 씨)

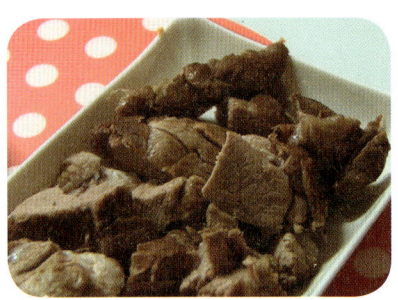
| 기름기 뺀 수육

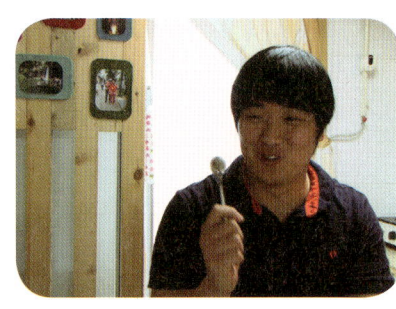
| 티스푼

기름기를 뺀 수육은 해독 다이어트 기간에 마음껏 먹을 수 있는 단백질 음식으로, 배고프지 않게 잘 먹는 것이 2주차의 핵심이다. 그런데 그의 밥숟가락이 너무 작다!

"제가 급하게 먹는 버릇이 있어서 항상 적정량보다 많이 먹는 습관이 있었어요. 근데 한 번에 떠서 오래 씹어야 하는데 그게 안 되는 거예요. 그래서 곰곰이 생각해 보다가 작은 숟가락으로 여러 번 떠먹으면 되겠구나 하는 생각이 들었어요. 그래서 티스푼으로 먹기 시작했죠. 해독 다이어트 시작하면서 계속 티스푼으로 밥을 먹고 있어요."(임동준 씨)

밥을 먹는 순서와 먹는 방법을 바꾸는 등 그는 식습관 변화를 위해 많은 노력을 하고 있었다. 그렇다면 예비 신부 민보라 씨는 어떨까?

"운동을 해야 하는데 운동하니까 힘이 모자라요. 먹어주기는 해야 할 것 같아요. 채소만으로는 살 수 없는 것 같아요. 채식주의자들도 콩 단백질로 만든 스테이크를 먹는다든가 단백질을 꼭 첨부해서 먹잖아요. 왜 그런지 알겠더라고요."(민보라 씨)

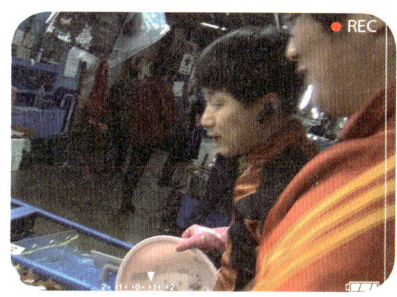 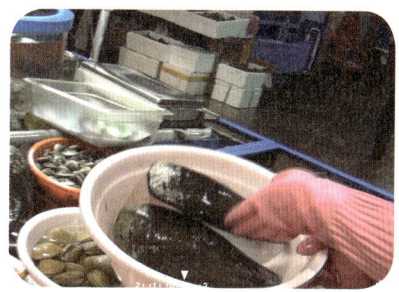

| 수산 시장에서 장 보는 민보라, 임동준 커플

민보라 씨는 채소 뿐 아니라 단백질 음식도 다양하게 먹으려고 노력하고 있었다. 그리고 간편하게 배달음식을 찾던 과거와는 달리, 직접 수산물 시장까지 찾아가 보다 다양한 음식으로 해독밥상을 준비하고 있었다.

뿐만 아니라 무엇보다 독소 음식을 일절 배제하기 위해 직접 도시락을 싸가지고 다니며 직장에서도 철저하게 해독다이어트를 해나가고 있었다. 그런데!

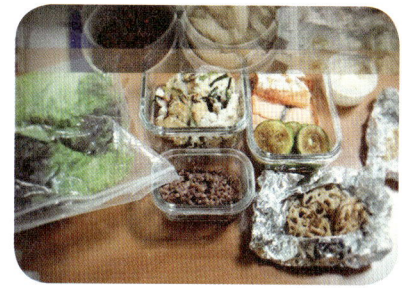

| 직접 싼 도시락들

해독 다이어트 2주차,
위기1. 날카로움을 주의하라!

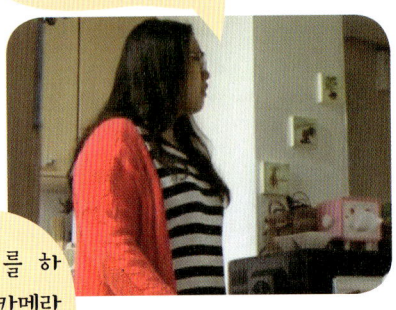
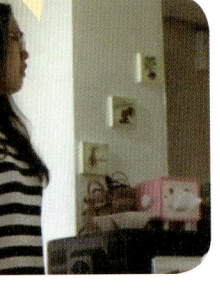
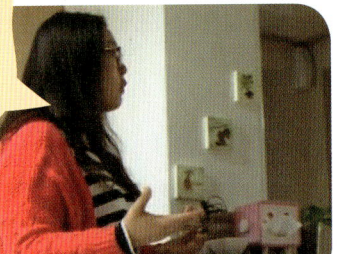
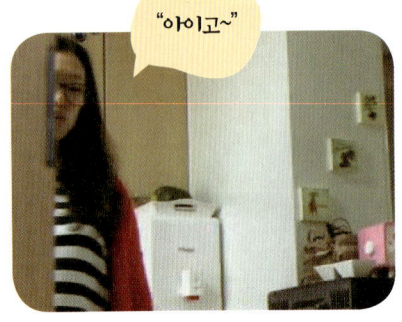
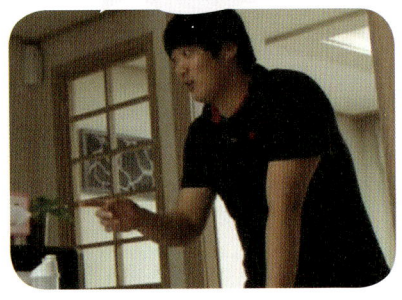
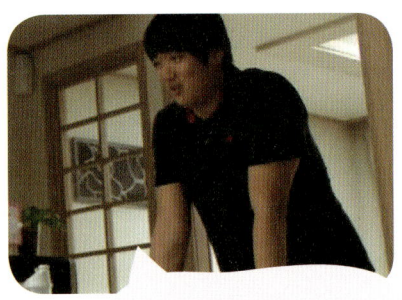

다이어트를 할 때, 평소와 다른 생활습관으로 살아가려니 몸과 마음이 힘들고 짜증과 신경질이 늘 수 있다. 이들 커플도 해독 다이어트가 계속되면서, 사소한 일에도 날카로운 갈등이 이어지기 시작했다.

"힘들어요. 솔직히. 다이어트 하면 당연히 예민해지는데 제가 조금 더 히스테리를 부린다고 하죠. 남자친구는 저도 밖에서 활동을 하긴 하지만 집에 와서 쉬잖아요. 저는 퇴근하고 와서 이렇게 앉지를 못해요. 앉지 못하고 서서 해요. 조리대에서 서서 해야 하니까 다리도 아프고 또 지치면 나가서 30분이라도 줄넘기라도 운동을 하고 오려고 노력하거든요. 다이어트의 후유증이죠."(민보라 씨)

"도와줘야죠. 어제 같은 경우에도 도시락 싸고 그러는데 제가 운동 끝나고 너무 피곤해서 자버렸어요. 앞으로는 옆에서 많이 소일거리라도 많이 도와주려고 노력 해야죠."(임동준 씨)

점점 예민해지며 정체기가 올 수 있는 2주차. 다른 참가자들은 어떨까?

해독 다이어트 2주차, 위기2. 스트레스를 주의하라!

비만으로 인한 성인병에서 탈출하기 위해 해독 다이어트에 도전한 40대 가장 이재원 씨. 2주차부터는 본격적으로 운동의 강도를 높이기 시작했다.

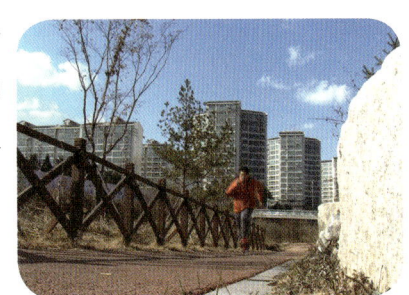

| 운동하는 이재원 씨

"높은 강도로, 엄청 빨리, 짧게 하고 쉬고 다시 짧게 하고 쉬고… 이렇게 인터벌 트레이닝이라고 있더라고요. 그 기준으로 하고요. 그리고 제가 체중이 많이 나가잖아요, 오르막길을 뛰어야 무릎의 부담이 적게 든다고 해서 그걸 고려해서 운동하고 있습니다. 엄청 빨리 뛰는 게 힘들긴 한데 오래 2시간, 3시간 뛰는 것보다 이게 효과가 있는 것 같아요."(이재원 씨)

짧은 거리를 최대한 빠른 속도로 전력질주. 가볍게 몸을 푼 후 다시 뛰길 7번 정도 반복 한다. 하루 30분간의 짧은 운동시간이지만, 칼로리를 소모하는데 효과적인 운동법이라고 한다. 그런데 해독 다이어트 2주차에 접어든 그에게 심각한 고민이 생겼다고 한다.

"2주차가 걱정돼요. 회사에서 새로 프로젝트 들어가는 것이 있어요.

그것 때문에 스트레스를 많이 받아서 잠도 잘 못자고, 담배피고 싶은 욕구도 심하게 들고… 이번에 좀 안 되는 느낌이 들어요."(이재원 씨)

그런데 그로부터 며칠 후, 진짜 문제가 터졌다.

"부모님이랑 같이 회를 먹었어요. 회를 먹었는데 먹을 때는 괜찮게 먹었다고 생각했는데 먹고 나서 2시간 정도 지났는데 갑자기 급체를 해서 먹은 거 다 토하고 그랬거든요. 구토를 30분 정도 계속 하니까 얼굴에 압력이 올라와서 눈에 실핏줄이 터졌어요. 매 순간마다 다이어트를 왜했지, 라는 생각이 들 정도로 힘들어요."(이재원 씨)

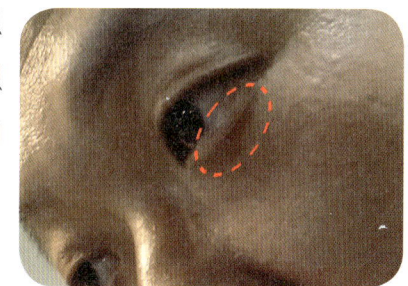

| 심각한 상태의 이재원 씨

해독 다이어트 최대 위기에 봉착한 이재원 씨! 대체 무엇이 문제였던 것일까?

"둘째 주 부터 두 끼를 일반식을 하잖아요. 조절이 안 되는 거죠, 이게. 양이 늘어난 게 아니라 욕구 자체가 달라지는 것 같더라고요. 첫 주는 담배 피고 싶은 욕구가 없었어요. 그래서 다행히 괜찮았는데 이번 주에는 아주 환장하겠더라고요. 제가 일 때문에 스트레스를 많이 받았는데 그 시기에 사람들을 만나면서 좀 더 그랬던 것 같아요."(이재원 씨)

박용우 원장의 진단은 어떨까?

"그 동안 식사를 제대로 못 하다가 조금 많이 먹게 되니까 몸이 충분히 소화 흡수를 못 시킨 거예요. 소화를 시키기 어려운 회를 먹었기 때문에도 요인이 있지만 스트레스가 더 큰 요인입니다."

박용우 원장 / 가정의학과 전문의

스트레스가 원인이다?

"스트레스를 받게 되면 제일 먼저 신호가 가는 게 소화기관이거든요. 소화기관의 기능이 뚝 떨어지기 때문에 당연히 소화시키는 능력이 떨어지고 그러다 보면 탈이 날 수밖에 없는 거거든요. 다이어트라는 건 총체적인 거예요. 몸 전체의 건강상태가 다 영향을 주기 때문에 수면의 질이라든지 스트레스 정도라든지 충분히 통제하지 않으면 체중은 원하는 만큼 쉽게 빠지지 않습니다."

박용우 원장 / 가정의학과 전문의

철저한 식습관 개선과 운동도 필요하지만, 마음을 편히 먹는 것이 무엇보다 중요한 시기이다.

해독 다이어트 2주차, 위기 3.
탈수증을 주의하라!

그렇다면, 지난 첫 주 5.5kg이라는 놀라운 감량을 보이며 간질환 약까지 끊었던 한성종 씨는 어떨까? 그는 수영으로 운동을 하며 순조롭게 2주차를 보내고 있었다.

"지금은 수영을 하고 나서도 피곤함을 못 느끼겠고, 수영 자체에서는 힘든 것은 여전하지만 수영 끝나고 피로감은 확실히 덜해요."(한성종 씨)

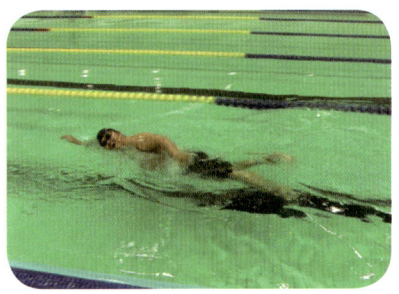

| 한성종 씨 수영하는 모습

그런데!
예기치 못한 사고가 발생했다! 발목에 침을 맞고 있는 영상을 보내 온 한성종 씨. 다이어트에 위기가 닥쳤다!

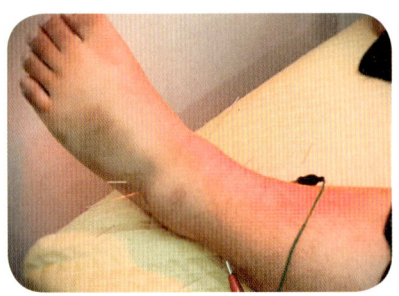

| 한성종 씨 발목에 침

"수영하려고 갔다가 운동 끝나고 이동하는 중에 다리가 삐끗하더라고요. 그 다음부터 통증이 좀 있더라고요. 지금 이 쪽을 중심으로 해서 다리

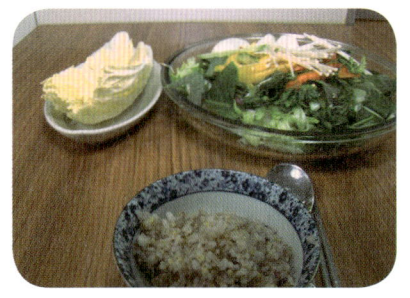
| 식탁

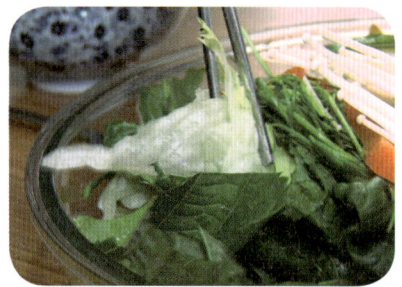
| 샐러드 젓가락질

가 많이 불편해요."(한성종 씨)

그는 한동안 운동을 할 수 없는 상황에 많이 실망해 있었다.

"첫 주차는 체중이 잘 내려가서 이대로 4주가 지나면 두 자리 수로 내려갈 수 있다고 생각했었는데 지금 이렇게 정체가 오고 다치고 보니까 힘들 것 같다는 생각이 더 많이 들고, 그것 때문에 실망도 더 크고요."(한성종 씨)

체중 감량에 한창 탄력이 붙던 차에 발생한 예기치 못한 사고로 해독 다이어트에 차질이 생긴 한성종 씨! 문제는 그 뿐만이 아니었다. 해독 다이어트 기간에는 염분 섭취를 줄이고 음식을 최대한 싱겁게 먹다보니, 짠맛에 민감해질 수 있다. 그런데 한성종 씨는 간이 전혀 되지 않은 음식을 먹으면서도 짠맛 때문에 곤욕스러워 했다.

"간을 거의 안 하다시피 해서 준비하고 있거든요. 아들이 소금을 조금만 넣어도 짜게 느껴진다고 하니까."(김나원/56세 한성종 씨 어머니)

그런데도 하루 종일 입안이 짜게 느껴진다며 음식을 제대로 먹지 않고 있는 한성종 씨.

"지금 잘 안 들어가는 걸 억지로 먹으려고 하니까 평소에 움직이다 보면 입이 짠 경우도 많고, 밥을 못 먹어서 그런지 입이 짠 것도, 음식물 영향에 있는 것 같지도 않고. 평소에 있다 보면 입이 짜고 그러더라고요."(한성종 씨)

도대체, 그의 몸에 어떤 이상이 생긴 걸까?

"한성종 씨 같은 경우에는 입안이 짜다고 말하는데 그것은 탈수현상 입니다. 수분이 빠져나갔기 때문에 입이 마르니까 그런 느낌이 강하게 오는 겁니다."

박용우원장 / 가정의학과 전문의

다이어트 기간에는 수분 손실이 많다. 다이어트를 할 때, 하루 8잔 이상 충분히 물을 마셔야 하는 것이 바로 이런 이유 때문이다.

예기치 못한 사고와 갈등, 스트레스로 인해 어느 때보다 힘든 일주일을 보낸 참가자들. 이것이 과연 2주차 결과에 어떤 변수로 작용했을까?

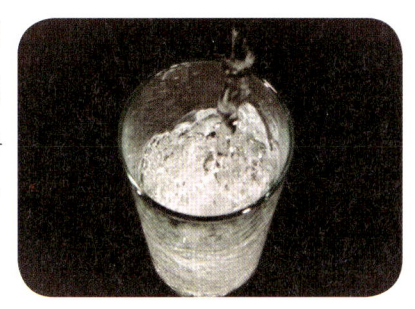

| 물

해독 다이어트 2주차, 결과 발표!

전반적으로 첫 주에 비해 체중 감량 폭이 줄었다! 특히, 해독 다이어트를 통해 20여 가지가 넘는 약을 끊고 건강한 삶을 되찾기 위해 도전한 김순덕 씨는 첫 주 1.2kg감량으로 저조한 결과를 얻었었다. 그런데 이번 주도 박용우 원장의 훈계가 이어진다.

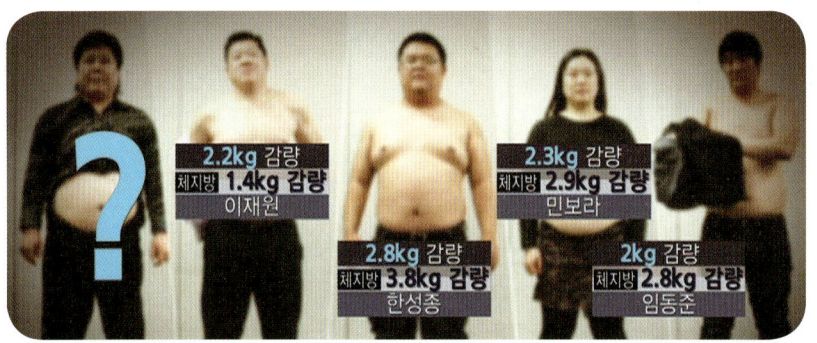

| 5명 사진과 결과 그래픽 함께 나온 최종 화면

"지금 결과를 보면 첫 번째 주에 비해서 두 번째 주의 결과가 조금 기대에 못 미치는데 제일 큰 이유가 뭐냐면 신체활동량 부족이에요. 본인은 평상시보다 많이 움직였다고 할지 몰라도 검사 결과를 보니까 더 움직여야 해요. 지금 지방이 전혀 움직이지 않는 몸은 아니에요. 체지방이 빠졌는데 근육도 빠졌죠. 내가 나름대로 단백질을 챙겨먹고 있는데 왜 근육이 빠졌을까, 궁금하시죠? 그게 바로 운동 자극이 조금 약한 거예요. 지금 미리 지레 겁을 먹는 거예요. 해보면 할 수 있는데 안 했단 말이에요. 이번에는 운동에 좀 더 집중 하세요. 운동!"

박용우원장 / 가정의학과 전문의

김순덕 씨는 첫 주에 이어 또 다시 운동 부족에 대한 지적을 받았다.

"운동하는 것도 평소보다는 많이 했거든요. 걷는 것도 많이 걷고 계단 오르기도 엄청 많이 했는데 운동이 부족하다고 하니까 의외네요."(김순덕 씨)

체중 감량에 비해 근육 손실이 많았던 김순덕 씨. 평소보다 운동을 많이 했다는데 무엇이 문제였을까?

"신체활동량을 늘리는 것과 운동은 다른 겁니다. 사실은 계단 오르기가 운동이 되려면 페이스를 유지해야 해요. 속도를 일정하게 유지해서 힘들어도 계속 해야 숨이 찰 것 아니에요? 조금 올라갔는데 거기서 힘들다고 잠깐 쉬었다가 올라가면서 또 쉬었다가 이러면 신체활동량은 늘어났겠지만 운동의 효과는 떨어집니다."

박용우 원장 / 가정의학과 전문의

그렇다면 김순덕 씨는 왜 운동을 하지 않는 것일까?

"힘드니까요. 살찌다 보면 자꾸 숨이 차서 조금만 걸어도 숨이 차서 뭘 할 수 없으니까요. 그게 실천이 잘 안되더라고요. 해야지 하면서도…."
(김순덕 씨)

우리 모두가 김순덕 씨와 같은 말을 할 것이다. 힘이 들어서 운동을 하지 않는다. 체력이 달린다. 운동 하다 보면 몸이 더 아픈 것 같다. 하지만 박용우 원장은 김순덕 씨의 말에 이렇게 일침을 놓는다.

"조금만 걸어도 숨이 차니까 안 움직이게 되고 안 움직이니까 살이 더 찌고, 살이 더 찌니까 움직이지 않아도 숨이 차게 되고 이렇게 점점 악순환이 거듭하면서 몸이 망가지는 거예요. 이 악순환의 고리를 끊어야 해요. 지금 몸에서는 운동을 안 하면 회복이 안 됩니다."

박용우원장 / 가정의학과 전문의

그런데 대체 해독 다이어트에서 운동은 왜, 꼭 필요한 것일까?

"해독에서 독으로 규정한 것 중에 활성산소와 염증이 있고 또 하나는 독성 지방이에요. 내장 지방이라든지 근육 사이사이에 있는 지방. 이런 근육 사이에 있는 지방을 없애려면 어떤 방법을 써야 할까요? 그게 약으로 해결될까요? 이건 운동밖에 없습니다. 근육에 자극을 줘야 근육 사이의 지방이 없어집니다. 내장지방은 먼저 나가기 위해서 준비되어 있는 지방이거든요. 탄수화물 섭취를 줄이고 운동을 하면 제일 먼저 나가는 게 내장지방입니다. 결국 해독 다이어트에서 독성 지방을 없애기 위한 방법으로 운동은 꼭 들어가야 합니다."

박용우원장 / 가정의학과 전문의

김순덕 씨, 운동 처방을 받다!

독성 지방을 없애고 우리 몸을 건강하게 해독하기 위해서는 꼭 필요하다는 운동! 우리는 계속해서 운동 부족을 지적받은 김순덕 씨가 평소 어떻게 운동을 하는지 살펴보기로 했다. 그런데…

운동을 시작할 듯하다가 그냥 누워버리는 김순덕 씨. 한참 누워 있다가 다시 물 한 잔을 마시고, 드디어 운동을 시작한다. 방안에서 간단한 몸풀기로 운동을 하는 그녀, 하지만 얼마 못가서 호흡이 가빠지고 금방 땀을 흘린다.

"숨이 차서 못 하겠어요. 숨만 안 차면 몇 시간동안 할 텐데, 계단 오르는 것도 숨이 차서 계단을 못 오르겠더라고요. 다리가 아파서 파스 붙여놨거든요. 여기도 그렇고 아주 아프고 무릎이 아니고 관절이 아프더라고요."(김순덕 씨)

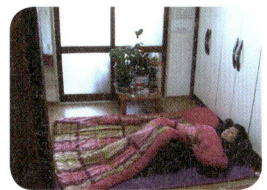 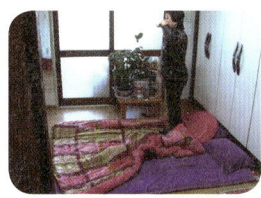 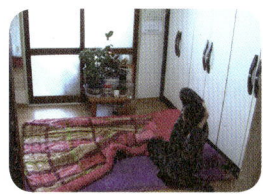

| 누워있는 모습　　　| 일어나서 물을 마시는 모습　　　| 간단한 몸풀기를 하는 모습

관절 통증으로 운동이 쉽지 않다는 김순덕 씨! 이대로 해독 다이어트를 계속 진행해도 되는 걸까? 박용우 원장은 김순덕 씨에게 보다 효과적인 운동법을 찾아 주기 위해, 조용현 트레이너를 긴급 투입했다.

"중년을 위한 스트레칭 방법은 심장에서 가장 먼 곳부터, 늘릴 수 있는 데는 늘리고 돌릴 수 있는 관절은 다 돌려주는 게 가장 이상적인 거예요."(조용현 트레이너)

조용현 트레이너는 운동으로 인한 근육통을 호소하는 그녀에게 몸을 풀어주는 스트레칭부터 처방했다.

"어머니가 무릎 관절이 안 좋으시기 때문에 무릎을 돌려주시는 게 좋은데, 일어선 상태에서 무릎을 돌려주시게 되면 무릎에 무리가 올 수 있기 때문에 간단하게 다리를 가슴으로 당겨주세요."(조용현 트레이너)

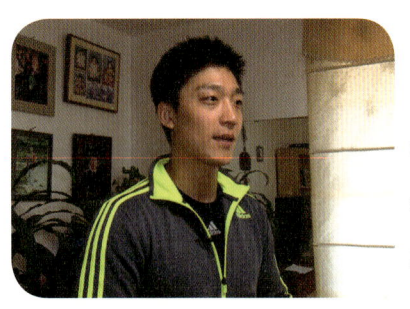

| 조용현 트레이너

온 몸에 불편함이 느껴지지 않을 만큼, 동작을 여러 번 반복해서 충분히 스트레칭을 한 후, 본격적으로 운동을 시작해야 한다는 것이다.

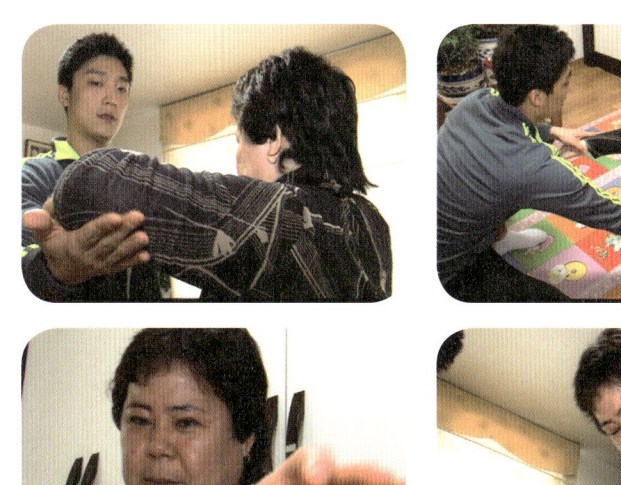

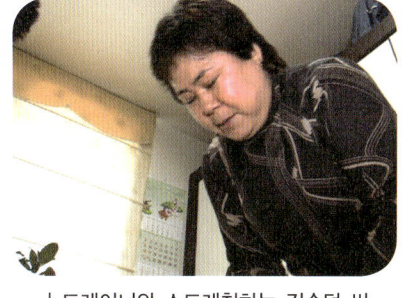

| 트레이너와 스트레칭하는 김순덕 씨

"이렇게 문지방을 잡으시고 엉덩이를 뺀 상태에서 각도가 90도가 나오게 하면 됩니다."(조용현 트레이너)

무릎이 발 앞으로 나가지 않게 하고 허벅지 안쪽에 힘을 준 후, 마치 의자에 앉듯 자세를 취하는 이 운동법은 무릎이 아픈 중년들이 가정에서 쉽게 할 수 있는 전신 근력운동이다.

"두 번째 하실 때도 20~30개, 세 번째 하실 때도 20~30개, 그렇게 해서 4~5번까지 올리시면 말 그대로 근력 운동이 되는 거지요."(조용현)

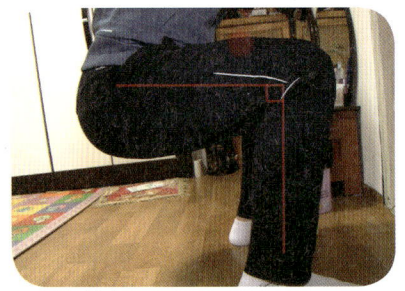 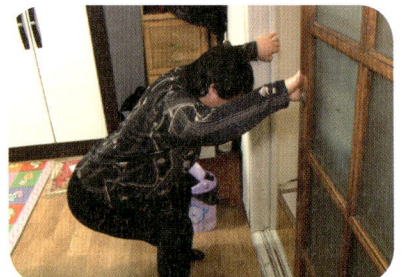

| 운동동작

"제가 이제껏 했던 것은 모르니까 무작정 했던 것이고 지금은 제 몸을 알아가지고 해주시는 것 같아요. 무릎이며 허벅지, 허리 이런 곳이 하고 나니까 엄청 운동이 되네요."(김순덕 씨)

한 동작을 하더라도 제대로 하는 것이 보다 효과적인 운동법이다. 스트레칭 뿐 아니라 걷기 운동도 자세가 중요하다.

"운동이라고 생각하시고 손을 좀 더 힘차게 걸어주시면서 최대한 지면이 발 뒤부터 닿게끔 유도하고 나중에 엄지발가락으로 밀어주는 느낌으로 해서 조금 더 빠르게 유도를 해보시는 게 가장 좋으실 것 같아요. 걸을 때 코로 두 번, 입으로 두 번 숨을 내뱉으시면 효과적이에요. 어머님은 안 그래도 천식이라서 호흡이 많이 달리시니까."(조용현 트레이너)

걷는 방법과 호흡법까지 배운 김순덕 씨! 긴급 처방된 맞춤 운동법으로 지난 2주간 겨우 2kg 감량에 그쳤던 해독 다이어트의 높은 벽을 뛰어넘을 수 있을까?

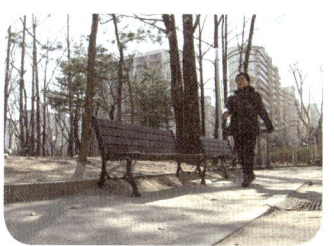
| 걷는 김순덕씨

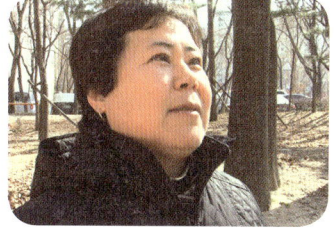
| 운동동작

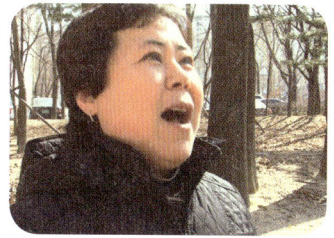
| 호흡법

해독 다이어트 3주차

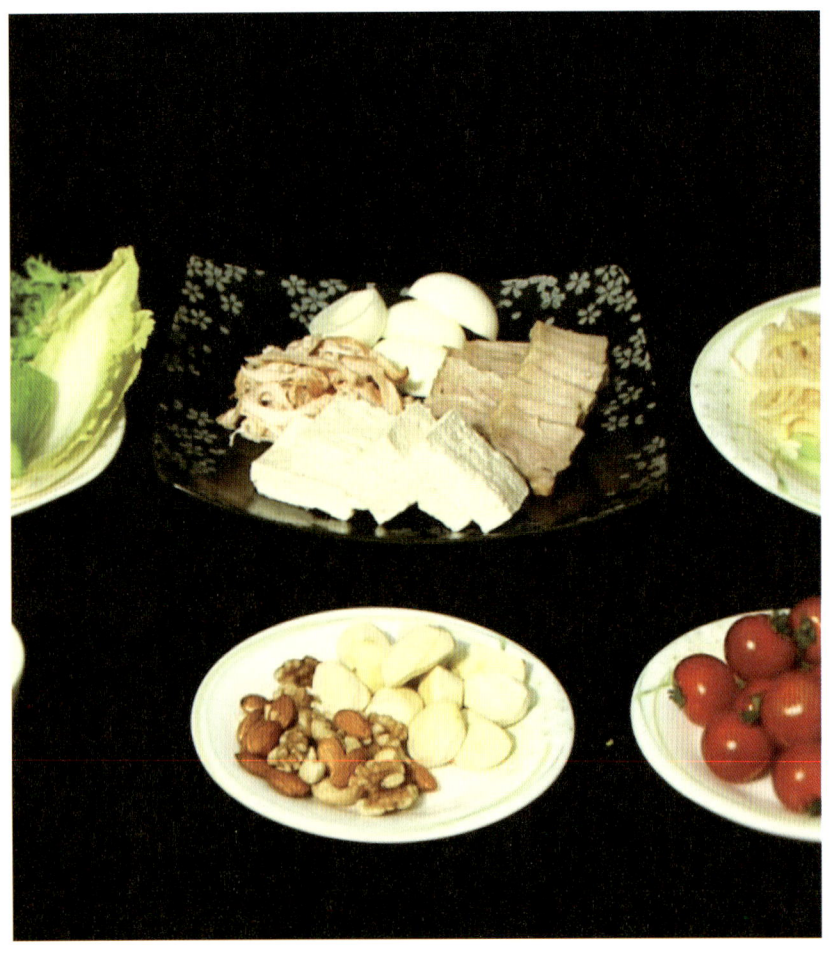

"탄수화물 섭취를 늘려라!"

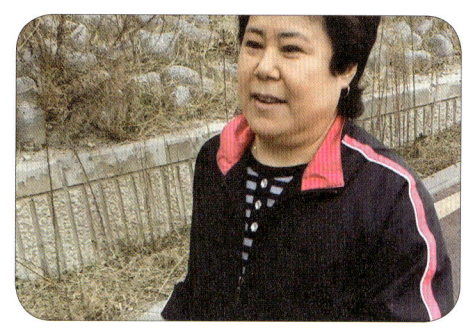

천기누설 4주 프로젝트, 해독 다이어트가 3주차에 접어들었다. 이제부터는 늘어난 운동량에 맞춰 탄수화물 섭취를 조금씩 늘리게 된다. 특히 3주차부터는 독소를 만드는 음식을 차단하고 철저한 해독 밥상과 운동만으로 건강한 몸을 만드는데 집중하기 시작해야 한다.

그렇다면 참가자들과 함께 해독 다이어트를 시작한 박용우 원장은 어떻게 하고 있을까?

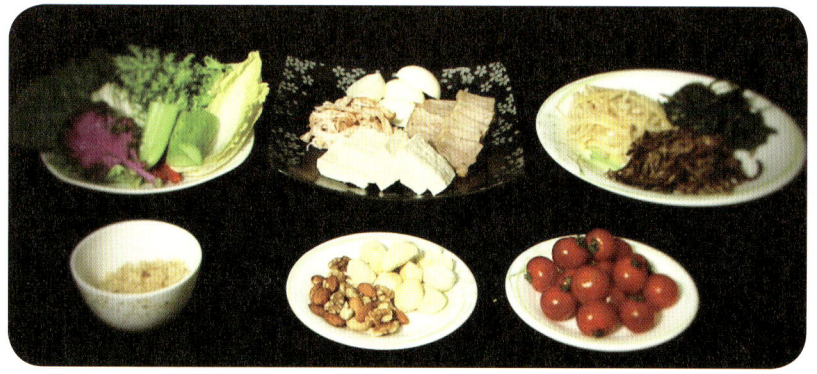

| 해독 3주차 식단

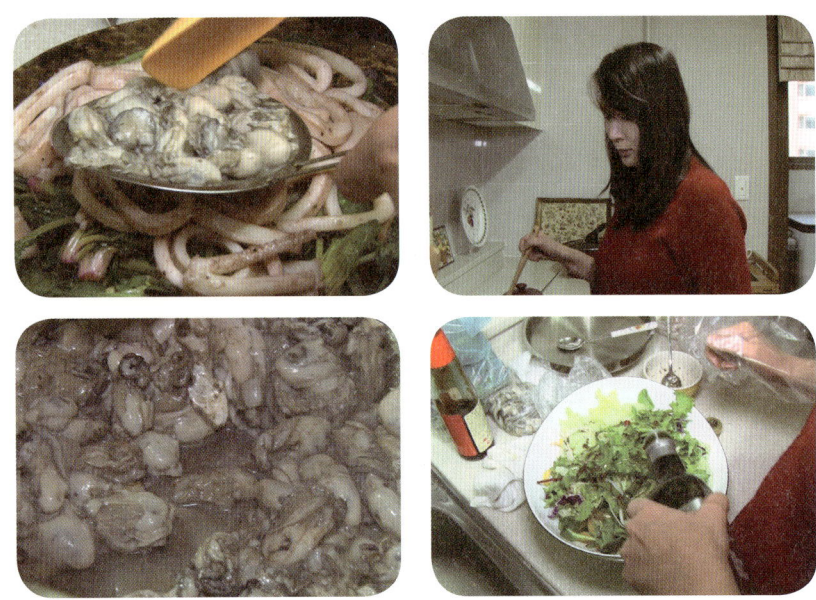
| 해독밥상을 차리는 박용우 원장의 아내

사실, 해독 다이어트 기간이 아니라도, 박용우 원장의 가족들은 평소 누구보다 철저히 건강관리에 힘쓴다고 한다.

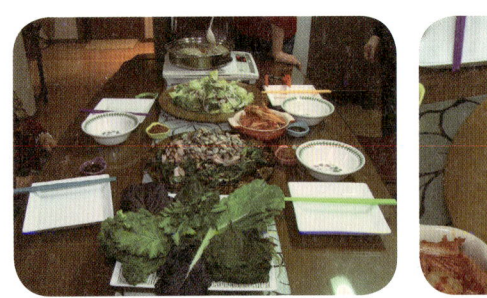
| 박용우 원장의 밥상

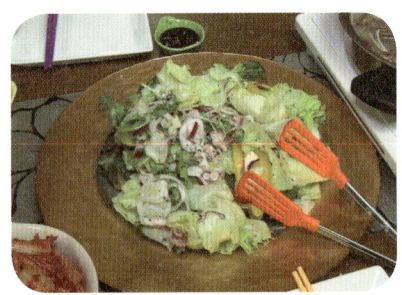

해독 다이어트 3주차

그렇다면 과연, 박용우 원장 가족의 건강을 지켜주는 해독 밥상은 무엇일까? 갖은 채소와 함께 단백질이 풍부한 해산물로 차려진 밥상.

"굴도 지금만 나오는 거잖아요. 지금 나오는 채소들을 이용해가지고 해산물도 그렇고 주꾸미도 그렇고. 그렇게 하면 돈도 많이 안 들고 좋아요. 제철 재료들을 이용하면."(김영아 씨 / 47세, 박용우 원장 아내)

제철 음식을 이용해 주로 샐러드를 만들어 즐긴다는 박용우 원장. 이 샐러드에 포도가 주재료인 발사믹 소스를 이용하면, 맛도 영양도 더욱 풍부해진다고 한다. 그리고 박용우 원장의 해독 밥상에서 절대 빠질 수 없는 음식은 바로 고기다.

"기름기 있는 것을 최대한 제거해서 먹으면, 동물성 단백질은 사람 몸의 단백질하고 가장 흡사하기 때문에 흡수도 잘 되고요. 해독 다이어트 기간 중에도 기름기 없는 육류는 얼마든지 먹어도 돼요."

박용우 원장 / 가정의학과 전문의

해독 다이어트 기간에 허용된 음식들만으로도 훌륭하게 차려진 밥상이다.

저녁식사 시간이라 탄수화물을 빼고 채소와 단백질 위주로 식사를 하는 박용우 원장. 그런데! 아무리 해독 밥상이라고는 하나, 다이어트 기간에 너무 많이 먹는 건 아닐까?

"음식의 양을 가지고 이야기하지 않아요. 음식의 종류를 가지고 이야기하거든요. 다이어트 기간 동안에 살을 빼겠다는 것이 아니라 해독 다이어트라는 건 내 몸을 청소를 해서 더 건강한 몸으로 만들겠다는 거거든요. 건강한 음식은 많이, 유해한 음식은 철저하게 피하면서 '배고프지 않게 먹어라'가 제가 늘 주장하는 거예요. 왜냐하면 배고픈 다이어트는 뇌를 긴장하게 만들기 때문에 반드시 실패하게 되어 있어요. 내 몸이 오히려 지방을 내놓지 않아요. 꽉 움켜잡고. 그래서 배고프지 않게 좋은 음식들로 챙겨먹어야 해요. 그게 채소와 단백질이 풍부한 식단인 거죠."

박용우 원장 / 가정의학과 전문의

배고프지 않게 좋은 음식을 챙겨먹는 식습관이 4주간 자연스럽게 몸에 배게 되면, 다이어트가 끝나더라도 건강을 지키는 밑거름이 될 수 있다는 것이다.

건강을 회복하는데 도움을 주는
좋은 탄수화물 식품

단호박, 밤, 토마토, 콩 그리고 견과류 한 줌 정도
이런 좋은 탄수화물을 식사나 간식으로 섭취하면 된다.

해독 다이어트 4주차

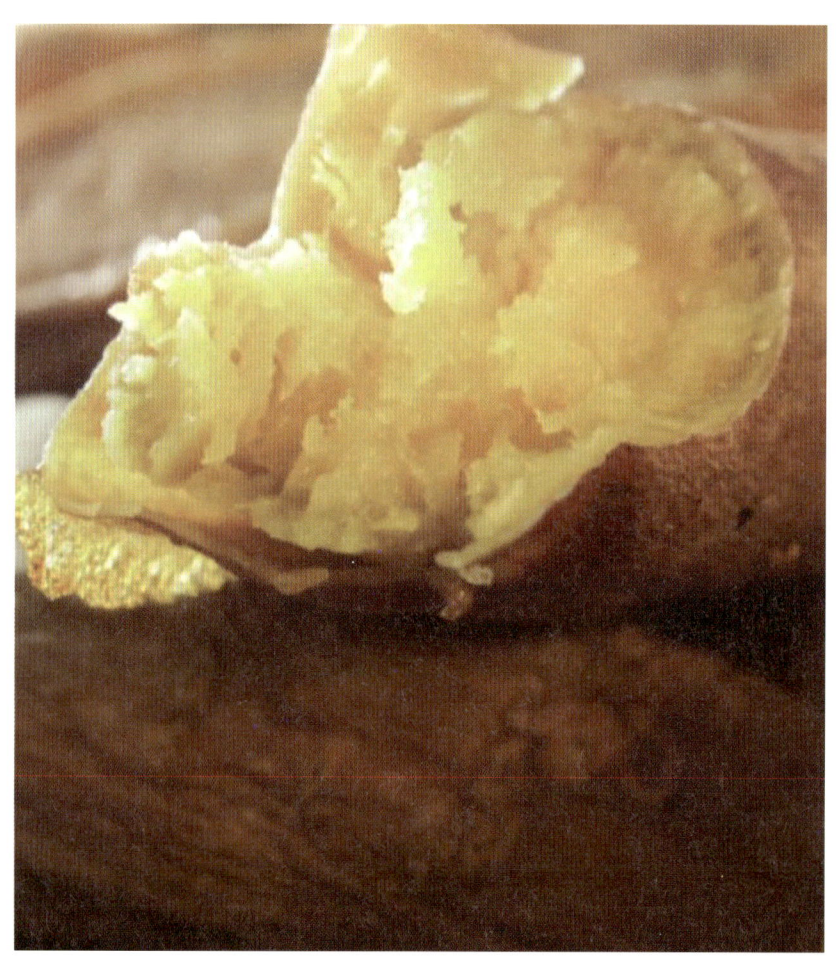

"살찌지 않는 체질로 바꿔라!"

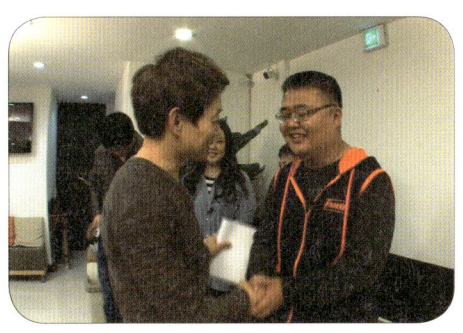

해독 다이어트 4주차는 살이 찌지 않는 몸으로 만드는 과정이다. 이 시기의 미션은 운동량을 늘리는 것이다.

4주차는 체지방 감량 폭이 떨어지는 시기라 이때는 운동량을 더욱 늘려야 한다. 그러나 뒤늦게 운동을 시작한 김순덕 씨. 누구보다 열심히 운동에 매진하고 있다.

"아침에 10층까지는 간신히 올라갔어요. 운동하면서 땀이 나야 체지방이 소모가 된다는데… 그러니까 힘든 거지요."(김순덕 씨)

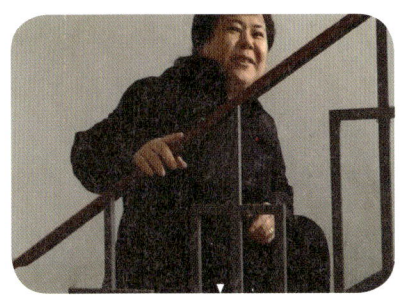 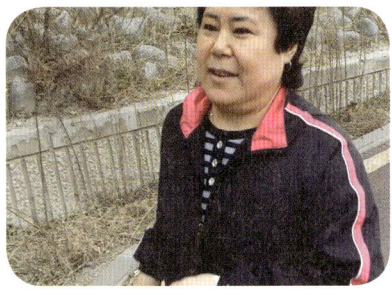

| 운동하는 김순덕씨

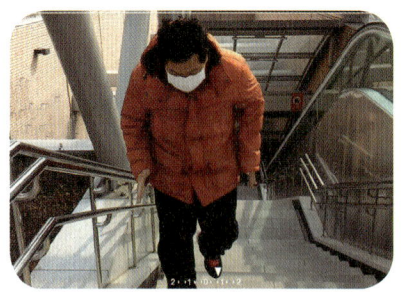 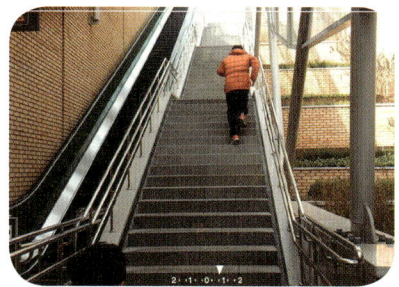

| 운동하는 이재원씨

과연 마지막 일주일간의 노력이 김순덕 씨에게 어떤 변화를 가져다줄까?

해독 다이어트 마지막 일주일을 앞두고 참가자들 모두 열심히 운동에 박차를 가하고 있었다. 이때 운동이 중요한 것이, 4주차에 운동량을 늘리게 되면 몸이 스스로 지방을 사용하는 체질로 바뀌어 요요현상이 오지 않게 된다고 한다.

4주차에는 운동 강도에 맞춰서 근육량을 늘리기 위해 탄수화물 섭취도 함께 늘리게 되고, 운동 후 바나나 1개나 고구마 1개가 허용되며, 점심식사에 먹는 잡곡밥 또한 반 공기에서 3분의 2로 늘리게 된다.

아름다운 신부를 꿈꾸며…

6월 결혼식을 앞두고 해독 다이어트에 도전한 민보라, 임동준 씨는 틈

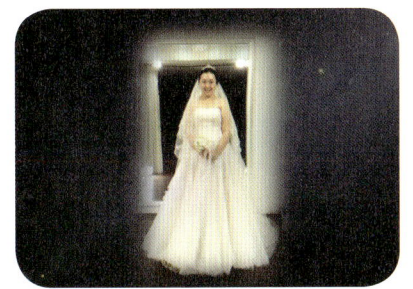 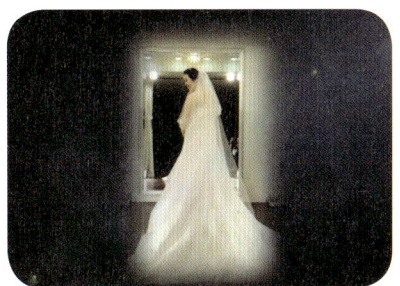

| 민보라씨의 웨딩사진

틈이 결혼식을 준비하며 마지막 주를 보내고 있었다.

반지를 맞추고 있는 민보라 씨, 아직은 체중감량이 더 필요한 듯하다.

"반지가 맞는 게 없네요. 살 뺄 거예요. 괜찮아요. 이걸로 할래요. 이거, 17호로 할게요."(민보라 씨)

결혼 준비로 외출이 많다보니 유혹도 많았다는 예비 부부.

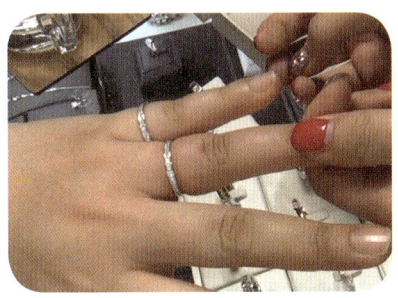 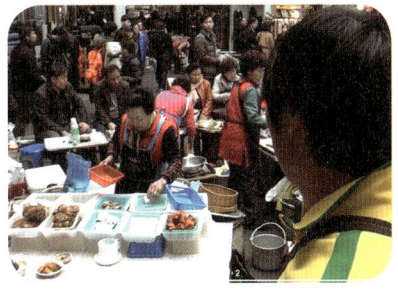

| 맞지않는 반지를 맞추는 민보라씨 | 임동준 "그림의 떡~"

"한복을 맞추려고 돌아보러 왔는데 광장시장 만남의 광장 쪽으로 가다 보니 이렇게 먹을 것이 즐비하네요. 족발, 최대의 유혹입니다."(임동준 씨)

그런가 하면, 패밀리 레스토랑에서의 만찬에 이어 이번에는 순대 국밥을 먹는 이재원 씨.

"패밀리 레스토랑에서는 오색 비빔밥이랑 샐러드랑 두부스테이크만 먹습니다. 최대한 소스를 조금 뿌려서. 순대 국밥은요, 순댓국이 먹고 싶어서 그냥 순대를 넣어서 먹는 거예요. 어쨌든 간은 못 하고 김치 같은 걸로 간을 해서 먹는 거라서 예전에 먹은 것처럼 약간 싱겁게 먹으려고 하는 거예요. 순댓국이다 보니까 국물은 안 먹고요. 있는 것만 해서 먹고. 맛은 괜찮은 것 같아요. 간이 없어서."(이재원 씨)

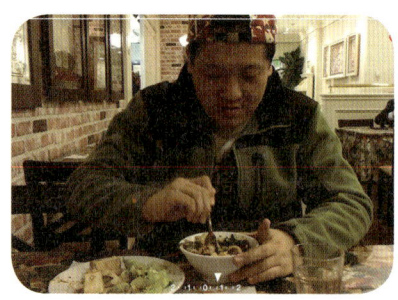 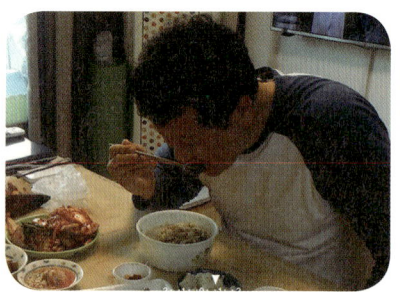

| 이재원 씨의 먹방 퍼레이드

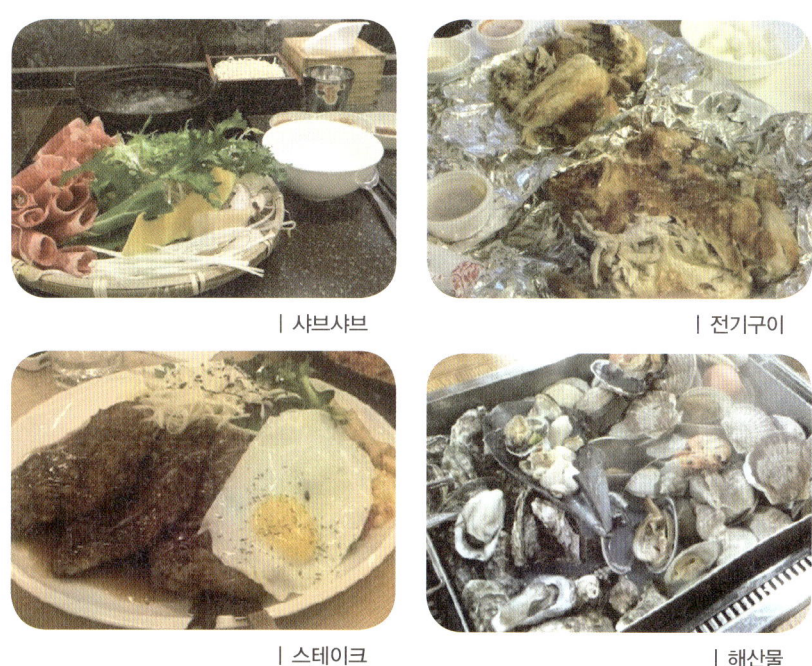

| 샤브샤브　　　　　　　　　| 전기구이

| 스테이크　　　　　　　　　| 해산물

　　고기 약간에 채소 위주로 샤브샤브를 즐기고, 전기구이는 오직 닭가슴살만 발라서 먹고 해독다이어트 허용식품인 안심 스테이크는 소스를 최대한 걷어내고 섭취! 사회생활 때문에 밖에서 사먹는 일이 많았다는 그는 최대한 금지 식품은 걷어내고, 채소와 단백질 위주로만 골라서 식사를 하고 있었다.

금기 음식과 허용음식

금기음식

술 설탕류(정백당,액상과당)
설탕이 들어간 청량음료, 커피믹스, 자판기커피, 과자, 사탕, 스낵, 도넛, 아이스크림, 주스, 과일향 우유, 당분이 첨가된 두유 등
트랜스지방
과자, 스낵, 라면, 도넛, 냉동피자, 감자튀김 등
튀김요리 흰 밀가루 음식
흰 밀가루로 만든 빵이나 케이크, 국수, 파스타, 라면, 짜장면, 우동 등
커피 포화지방이 많은 육류
소고기, 돼지고기 (갈비, 삼겹살)
짠 음식 소금, 양념장, 젓갈류, 찌개/국 국물

허용음식

신선한 생채소
나물 반찬, 샐러드, 토마토, 방울토마토
해조류

미역, 김, 다시마

버섯류

두부

생선

생선회

해산물

굴, 조개, 새우, 게, 가재, 오징어 등

계란흰자

닭고기
(껍질 벗긴 살코기),

돼지고기
(보쌈 살코기)

녹차, 홍차, 우롱차

적당히 먹어야 되는 식품

현미잡곡밥 1/2 공기 이내
통곡류 당근 호박 밤콩류, 두유
견과류 호두, 아몬드, 피스타치오씨앗류
호박씨, 해바라기씨과일
저지방(무지방) 유제품식물성기름
올리브유, 카놀라유, 들기름, 포도씨유

4주의 해독 다이어트, 그 결과

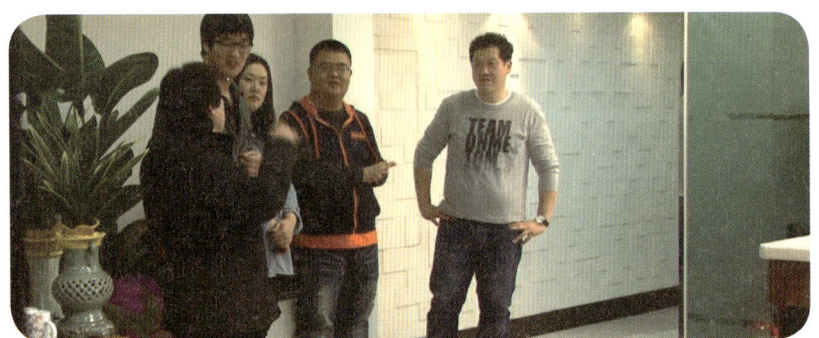
| 모여있는 참가자들

　3일간 단백질 음료만을 섭취하며 우리 몸을 깨끗이 비우는 집중 해독 기간을 걸쳐 4일째부터 점심 한 끼의 식사가 허용된 첫 주, 식사량을 점차 늘리고 예기치 못한 일들로 정체기에 접어들었던 2주차를 거쳐, 3주차부터 탄수화물 섭취를 늘리고 4주차 운동의 강도를 높여 요요가 없는 몸을 만들기 위해 힘썼던 시간. 망가진 내 몸의 독소를 빼고, 건강한 몸을 만들기 위한 4주간의 대장정이 끝이 났다. 다섯 명의 참가자들, 과연 그들에게는 어떤 변화가 생겼을까?

　그 대망의 마지막 결과를 확인하는 시간, 참가자들 모두 한결 밝아진 모습이다.

　민보라 "외모 상으로는 다 빠졌어요."

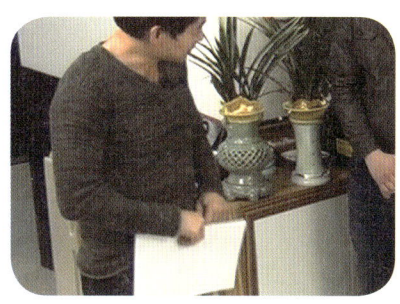
| 박용우 원장의 헐거워진 청바지

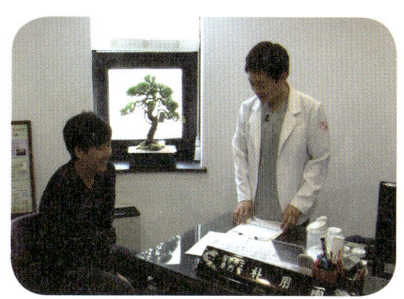
| 서서 진료 보는 모습

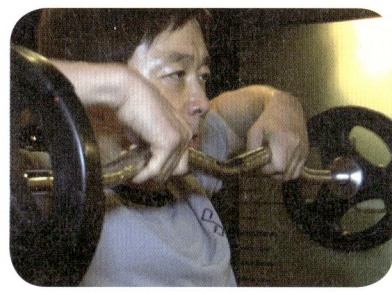
| 운동하는 모습

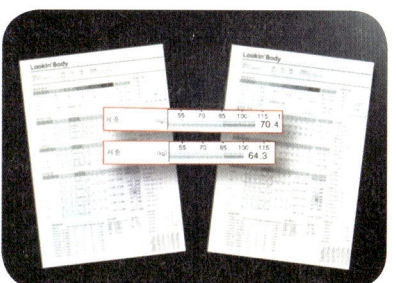
| 박용우 원장 검진 표

한성종 "다들 안색이 좋아지셨어요. 환해지시니까."

민보라 "김순덕 어머님은 약을 4개만 드신데요. 20개 넘게 드셨다가."

이재원 "제가 어제 지나가면서 봤는데 처음에 못 알아봤다니까요."

과연 이들이 몸으로 느끼는 것만큼 체중과 건강에도 큰 변화가 찾아왔을까?

우선 참가자들과 함께 한 달 동안의 해독 다이어트를 했던 박용우 원장.

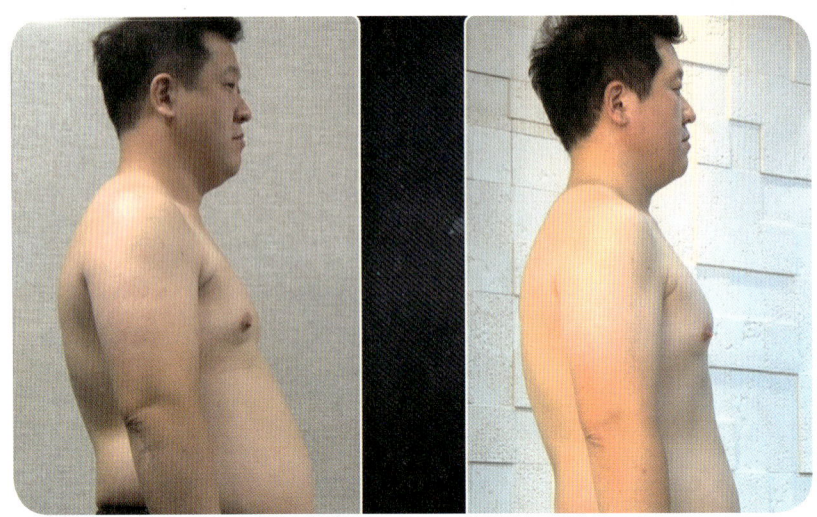

| 이재원 씨, 비교사진

"저도 여러분들 덕에 한 달 동안 체중이 많이 빠졌어요. 같이 해서 저도 6kg이 빠졌고, 처음에 입던 옷인데 청바지가 헐거워졌습니다."

박용우 원장 / 가정의학과 전문의

평소 건강을 잘 관리 해왔으나, 잦은 술자리로 뱃살만큼은 막지 못했다

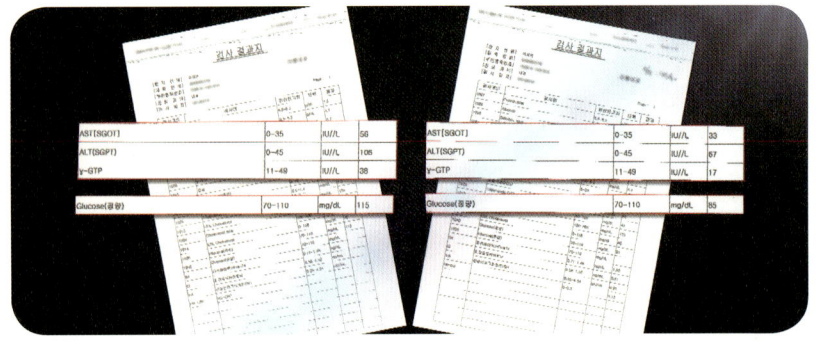

| 건강 검진 결과

는 박용우 원장. 참가자들과 함께 해독 다이어트에 참가하면서 누구보다 철저히 식단을 지키고, 진료를 보는 동안에도 늘 서서 환자를 보며 체중 관리를 해왔다. 그 결과, 4주간의 해독 다이어트로 한 달 만에 무려 6kg의 체중감량에 성공했다.

109.1kg으로 병원을 찾았던 이재원 씨. 비만으로 인한 각종 성인병에 시달리며 자신의 미래를 예견할 수 없어 불안해했었다. 그랬던 그가 4주 해독 다이어트 후 99kg, 무려 10kg을 감량했다. 그 뿐만 아니라 성인병에 시달리던 그의 몸이 건강해졌다.

"중요한 것은 혈당입니다. 우리가 일반적으로 100mg/dL미만을 정상이라고 하고 90mg/dL미만이라고 하면 안정권이라고 해요. 공복혈당이 115mg/dL에서 지금 85mg/dL로 떨어졌거든요. 당뇨 문턱까지 갔다가 안정권까지 온 거예요."

박용우 원장 / 가정의학과 전문의

건강한 가장으로 거듭나기 위해 해독 다이어트에 도전한 이재원 씨! 한 달 만에 무려 10.1kg 감량에 성공했을 뿐 만 아니라 무엇보다 지방간과 고혈압을 앓고 있던 그가, 4주 만에 간 수치와 혈압이 크게 호전을 보였고, 성인병의 원인이 되는 중성지방, 콜레스테롤, 만성 염증 수치 또한 큰 변화를 보인 것이다.

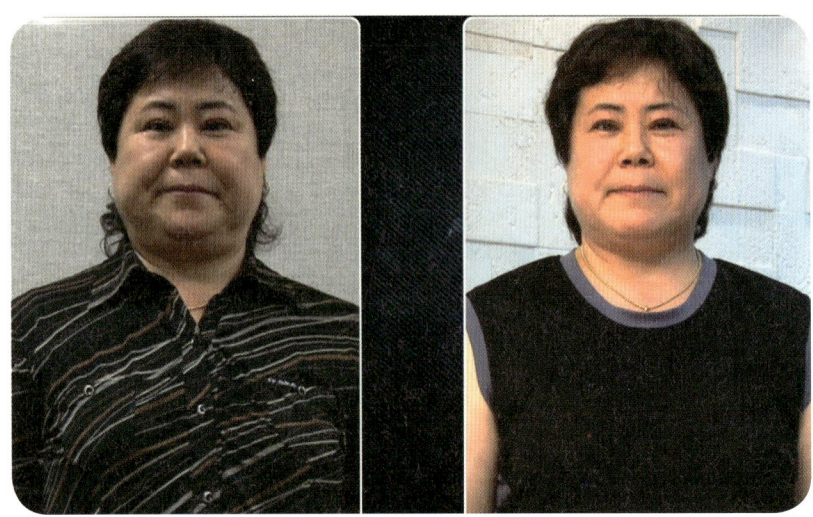

| 김순덕 씨 비교 사진

"놀라서 눈이 떨리는데요. 여기서 말씀 안 드렸는데 저 오늘 아침에 병원 가서 요산 수치 검사했어요. 첫 주에 위험수치가 8mg/dL인데 제가 8.7mg/dL이 나왔었는데 오늘 4.4mg/dL 정상 나왔어요."(이재원 씨)

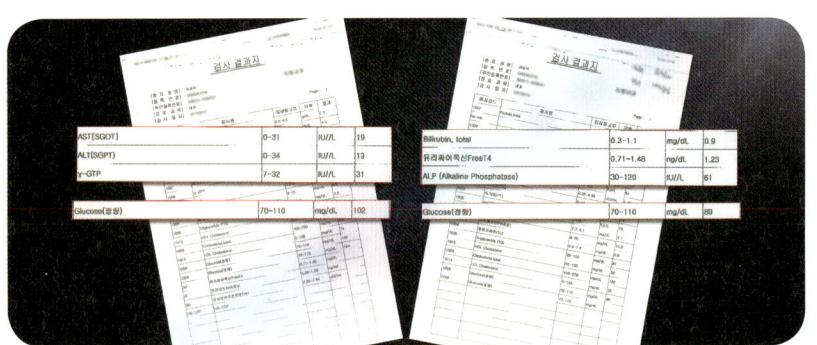

| 건강 수치

4주 만에 건강한 아빠의 모습으로 한걸음 다가서는데 성공한 것이다.

운동량 부족으로 난항을 겪다, 뒤늦게 운동을 시작한 김순덕 씨, 과연 그 결과는 어떨까?

"예상을 못했는데 이 정도까지 한 것에 대해 저는 박수를 보내드리고 싶어요. 체중은 3kg정도 빠지셨는데 빠진 체중이 다 체지방이고요, 근육은 오히려 0.5kg 늘었어요. 연세가 50대 중후반인데 이 나이에도 내가 관리하면 근육을 붙일 수 있다는 것을 보여주셨어요."

박용우원장 / 가정의학과 전문의

한 달간 체지방 3.5kg 감량! 무엇보다 50대의 나이에도 불구하고 참가자중 유일하게 근육량을 늘리는데 성공했다! 또한, 건강수치도 전반적으로 호전을 보인 것을 확인할 수 있었다.

"운동을 하면서 무릎에 활력소가 붙나 봐요. 이상하게 가벼우면서 더 부드러워졌고 걸어도 아무런 무리가 없고 좋아요."(김순덕 씨)

2주차 다리 부상을 이겨내고, 123kg에서 114.3kg 한 달 만에 무려 8.7kg 감량에 성공한 한성종 씨. 비만으로 인한 지방간 고혈압으로 건강이 악화 돼 직장까지 그만뒀던 한성종 씨는 몸무게를 줄이는 것보다 악화된 건강을 회복하는 게 더욱 절실했었다.

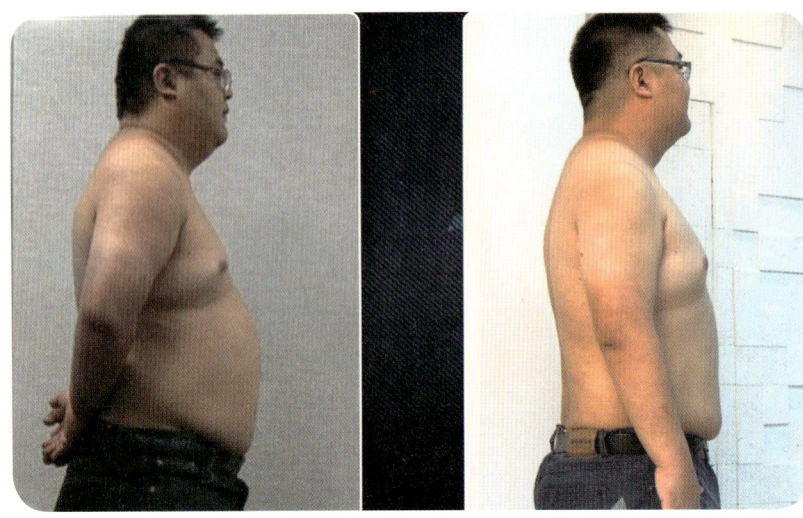

| 한성종 씨 비교 사진

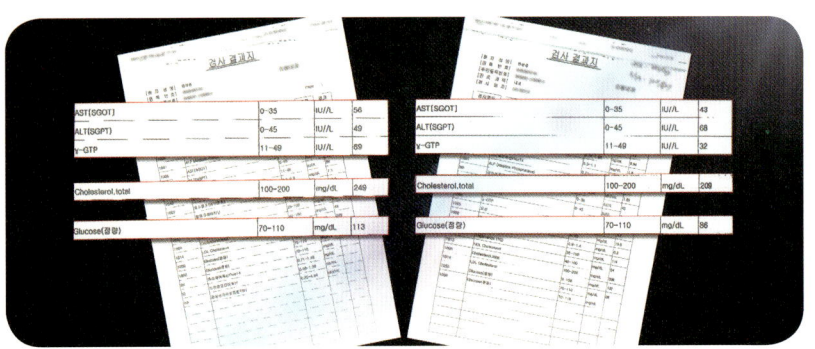

| 건강 수치

"계속 이런 식으로 살면 10년 후의 내 모습이 없을 수도 있다고 하시더라고요."(한성종 씨)

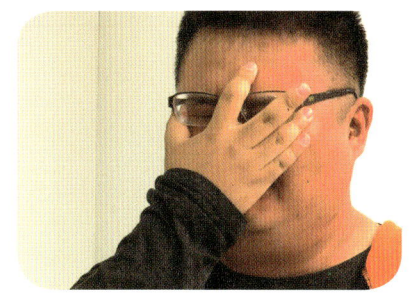 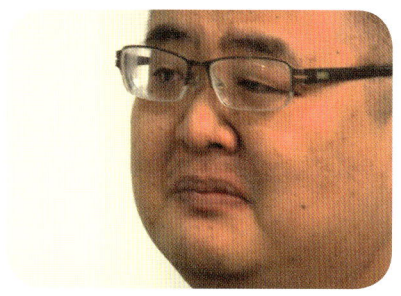

| 기쁨과 함께 만감이 교차하는 한성종 씨.

이랬던 그가, 과연 건강에도 호전을 보였을까?

"검사 결과들이 다 좋아졌어요. 간을 좋게 하는 것이 약을 먹어서 좋게 하는 것이 아니라 체중 감량을 통해서 간을 좋게 하는 거예요. 감마GTP(간수치) 같은 경우에는 69IU/L에서 32IU/L로 정상으로 떨어졌고 더 중요한 것은 혈당, 공복혈당이 113mg/dL이었거든요. 이번에 86mg/dL. 4주 만에 이렇게 결과들이 좋아질 수 있다는 거예요."

박용우원장 / 가정의학과 전문의

첫 주에 간질환 약을 끊었음에도 불구하고, 오히려 약을 먹을 때보다 간수치가 호전됐으며, 중성지방을 비롯한 건강악화 요인이 되는 수치들이 4주 만에 크게 떨어졌다.

"고향에 내려와서 다이어트를 하겠다고 말씀드렸을 때도, 내려와서 열심히 하라고 말씀해주셨는데 처음 내려왔는데 3,4개월이 다이어트가 제대로 안 되니까 부모님도 스트레스 받을 일이 많은데 저까지 스트레스가 더해져서 힘들다는 이야기를 잘 안하세요. 회사 얘기를 안 하시는 분인데 그날따라 이야기 하시는 거예요. 부모님한테 확실히 말씀드릴 거예요. '열심히 하겠습니다' 이렇게 말씀드리고 싶어요."(한성종 씨)

이제 마지막으로 결혼을 앞두고 건강한 부모가 되기 위해 도전한 예비부부! 먼저, 민보라 씨의 결과는?

"결혼을 할 수 있을지, 민보라 씨에게서 내가 주의 있게 봤던 것이 뭐냐면 염증 지표였어요. 해독에서 필요한 게 염증을 가라앉히는 거거든요. 근데 민보라 씨의 염증 지표가 높았어요. 염증이 비만을 만들고 비만이 염증을 악화시키는 거예요. 근데 그 염증 지표가 정상으로 돌아왔어요! 모든 검사 수치가 다 정상!"

박용우원장 / 가정의학과 전문의

4주간의 해독 다이어트 결과 체중 7.5kg 감량에 성공한 민보라 씨.

비만의 원인인 만성 염증이 정상 수치로 호전된 것은 물론, 혈당이 74mg/dL이로 떨어져 당뇨 위험에서 벗어나며, 모든 수치가 정상으로 돌

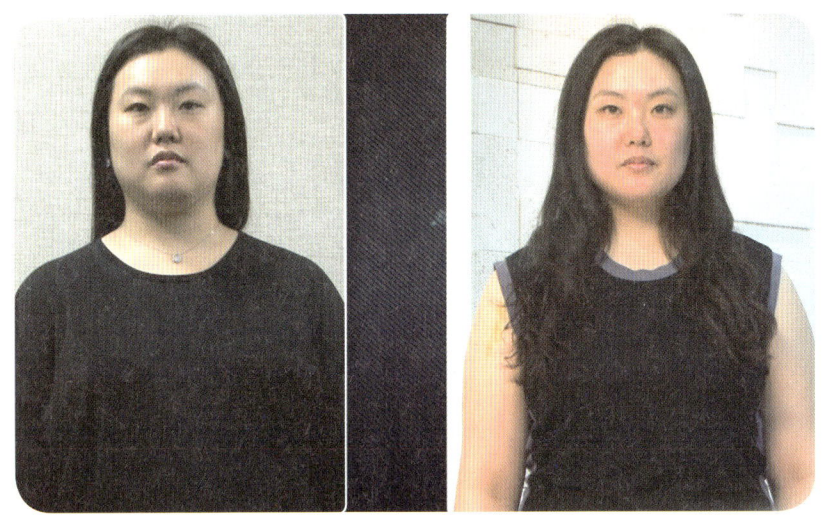

| 민보라 씨 비교 사진

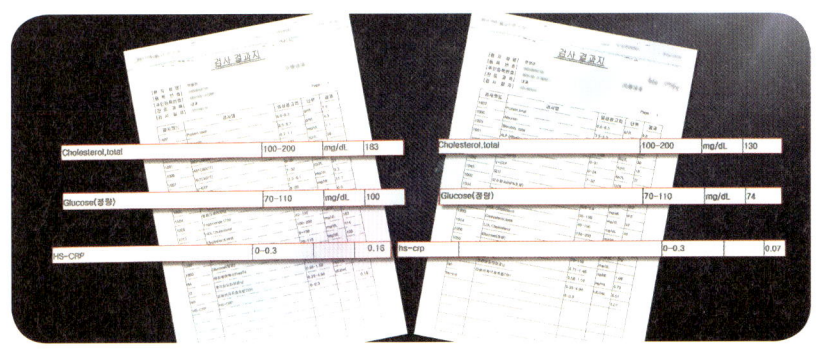

| 건강 검진

아왔다.

그렇다면 임동준 씨는 어떨까?

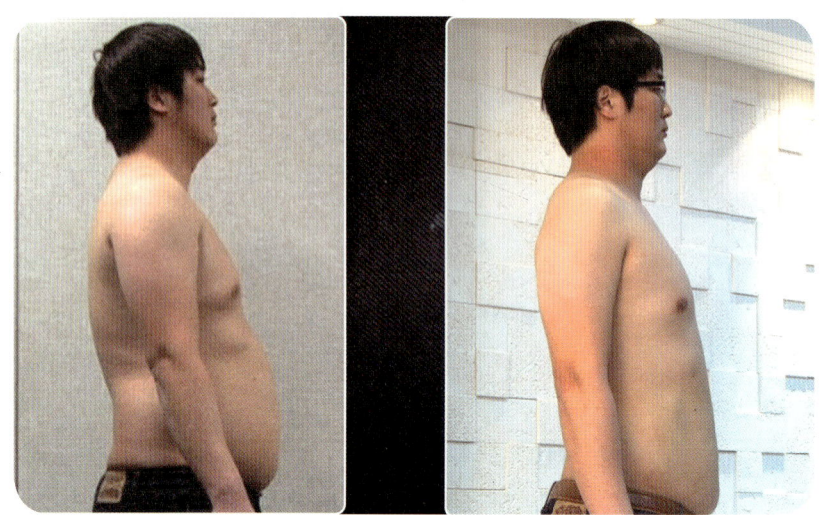

| 임동준 씨 비교사진

    4주전 첫 검사에서 공복혈당이 182mg/dL! 간수치와 콜레스테롤, 만성 염증 또한 고위험 상태였던 임동준 씨. 과연 그는 성인병의 위험에서 벗어날 수 있었을까?

    "예비 남편 임동준 씨의 결과는, 이런 결과는 제가 거의 처음입니다. 20여년의 다이어트 경험상 이럴 수도 있구나, 결과를 보고 제가 깜짝 놀랐어요."

박용우원장 / 가정의학과 전문의

    과연 박용우 원장을 놀라게 한 그 결과는 무엇일까?

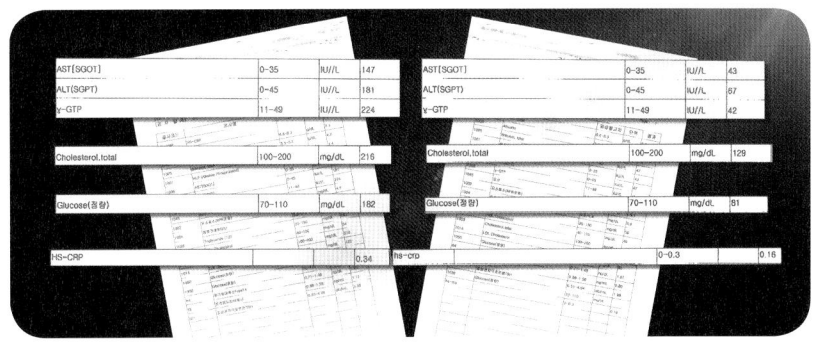

| 건강 검진

"111.4kg으로 저한테 왔고요, 오늘 잰 체중이 97.5kg. 그럼 14kg이 빠졌는데 더 놀라운 것은 체지방으로만 14kg이 빠졌다는 거예요."

박용우 원장 / 가정의학과 전문의

해독 다이어트 한 달 만에 무려 14kg 감량 성공, 그것도 체지방으로만 빠졌다. 그야말로 기적과 같은 결과이다.

"임동준 씨한테 놀랐던 것은 체지방으로 14kg를 뺐다는 것이 놀라운 것이 아니라 이 분이 검사 결과가 다섯 분들 중 가운데서 가장 최악이었어요. 아까 얘기했던 염증 지표가 0.34로 제일 높았고 간수치도 한성종 씨보다 훨씬 높았어요. 콜레스테롤, 중성지방, 혈당도 182mg/dL이었단 말이에요. 만약에 이런 상태로 다른 병원에 갔다면 약만 해도 몇 가지가 나오겠어요? 그런데 현재, 혈당 81mg/dL!"

박용우원장 / 가정의학과 전문의

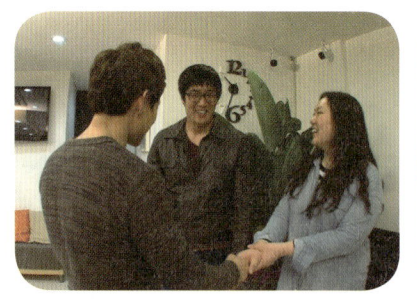 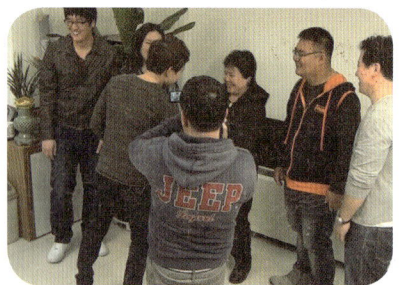

| 인사하며 밝게 나가는 참가자들 모습

해독 다이어트 4주 만에 혈당이 정상으로 돌아왔다!

4주라는 짧은 해독 다이어트 기간에 무려 체지방을 14kg 감량하는데 성공한 임동준 씨. 혈당이 정상 수치로 돌아오고, 224가 넘었던 간수치(간마-GPT)가 49로 떨어지며, 간 기능이 크게 호전을 보였다. 그리고 중성지방은 200에서 50으로, 콜레스테롤은 216에서 129로 떨어지는 등 4주 만에 기적과 같은 결과가 나타났다.

"절실한 것 같아요. 진짜로 절실함. 10년, 20년 뒤에도 건강하게 살고 싶고 제가 좋아하는 운동도 하고 싶고 결혼도 해서 예쁜 가정 꾸려서 아내랑 행복하게 살고 싶고 그런 소망이 있었기 때문에 매우 간절했던 것 같아요." (임동준 씨)

내 몸의 독소를 제거해야만 건강을 되찾고 성공적인 다이어트를 이룰 수 있다는 결과를 확인하는 순간, 그들의 4주간의 해독 다이어트는 끝이 났다.

"이게 끝이 아니에요. 완전히 좋아질 때까지 계속 가야되는 거예요. 또, 누구나 할 수 있습니다. 내 몸을 공격하고 있는 독에서부터 내가 벗어날 수만 있다면 내 몸은 지금과 완전히 다른 몸으로 바뀔 수가 있습니다. 내 몸이 편안해지면 그 다음에는 다이어트가 즐거워지고 운동을 즐겁게 할 수 있는 것입니다. 순서가 내 몸이 먼저 건강해지면 살은 저절로 빠진다는 겁니다."

박용우원장 / 가정의학과 전문의

누구나 쉽게 만들 수 있는 해독 주스

해독 주스

 개그우먼 김미진의 다이어트 주스로 알려진 해독 주스. 몸속의 독소를 빼고 신진 대사를 활발하게 만들어주며 변비 해소와 면역력 증진의 효과까지 있다고 한다. 게다가 손쉽게 구할 수 있는 재료들이라 한 번 만들어 먹어 볼만 하다. 체내 흡수율을 높이기 위해 채소를 익혀 가는 것이 특징이다.

● 재료 – 양배추20g, 당근20g, 브로콜리20g, 토마토 1/4, 바나나 1/2, 사과1/4, 물 2컵

● 만드는 법 – 냄비에 양배추, 당근, 브로콜리, 토마토를 넣고 재료가 잠길 정도로 물을 부은 다음 10분 간 삶는다. 재료는 건져내 식히고, 삶은 물은 따로 담아 둔다. 삶은 채소에 사과, 바나나, 채소 삶은 물을 넣어 갈아 마신다.

당근, 비트 주스

당근과 비트 모두 디톡스에 효과적인 식품이다. 둘을 갈아 마셔도 좋고 여기에 몸에 열을 주는 생강을 더 해도 좋다.

● 재료 - 당근 1/2개, 오렌지 1개, 비트 1/2개, 생강 1/2쪽, 물 1/2컵 (레몬1/2를 더 해도 좋다)

● 만드는 법 - 재료들을 모두 함께 갈아준다. 레몬을 첨가할 경우, 모두 함께 간 재료들에 레몬 즙을 넣는다.

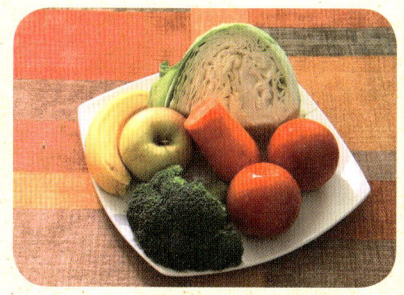
| 해독주스 재료들

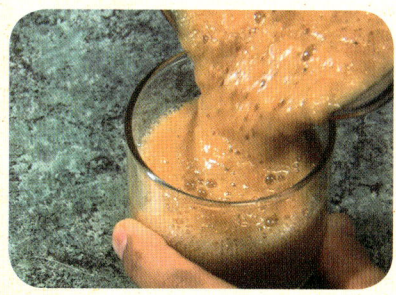
| 완성된 해독주스

Chapter 02
다이어트에 효과적인 운동

세계는 지금, 다이어트 열풍!

성인병부터 척추질환, 심지어 수명까지 단축하는 무서운 질병. 그것은 바로 비만이다. 미용 차원에서가 아니라 이제는 장수하려면 살을 빼야 한다. 미국에서는 버락 오바마 대통령의 아내이자 영부인인 미셸 오바마가 아동비만 근절을 위해 나섰고, 유명 여가수 비욘세가 합세하여 학생들을 움직이게 하고 춤추게 하는 캠페인을 벌이고 있다. 소아비만은 어른보다 더 위험하기 때문이다. 이렇게 비만은 이제 개인의 문제가 아니라 사회의 문제가 되었다. 오늘날 전 세계가 비만과의 싸움, 다이어트 열풍에 빠졌다 해도 과언이 아니다.

사실, 비만으로 인한 불편함은 너무나도 많다. 상당수의 비만 환자들은 공공장소에서의 활동에 불편을 느끼고 특히 몸무게가 표준 체중의 50%를 넘는 고도비만 환자들은 대인기피증까지 가지고 있다고 한다. 그들은 일상적인 활동에서 조차 어려움을 호소하고 있는데 무엇보다 차별과 실업, 그로 인한 빈곤의 악순환이 가장 큰 문제가 된다.

그러다보니 무리하게라도 살을 빼려는 사람들이 늘고 있다. 일부 사람들은 수술에 의존에 살을 빼려고 하지만 수술의 부작용 또한 나날이 늘고 있어 많은 사람들이 수술이 아닌, 자신에게 맞는 다양한 다이어트 방법을 찾고 있다.

그런데 다이어트의 방법은 참으로 많다. 먹지 않고 살을 빼는 다이어트는 이미 옳지 않은 방법이라고 뒷전으로 밀려 난지 오래고, 적당히 먹으면서 운동과 규칙적인 생활습관으로 살을 빼는 다양한 방법들이 나오고 있다. 살을 빼는데 효과가 있다고 소문난 식품만 해도 한두 가지가 아니다. 그러나 그 식품들이 모든 사람들에게 똑같은 효과를 주는 것은 아니다. 그러니 자신에게 맞는 다이어트 법을 찾는 것이 제일 중요하다고 하겠다.

TV에 나오는 대다수의 연예인들이 지나치게 마른 몸매의 몸이 마치 정답인 듯 제시하는 것도 옳지 않지만, 건강에 문제가 된다면 비만, 싸워서 이겨내야 하지 않을까?

그런데 여기, 자신에게 맞는 다이어트 법으로 새 인생을 찾았다는 사례자들이 있다.

골반교정

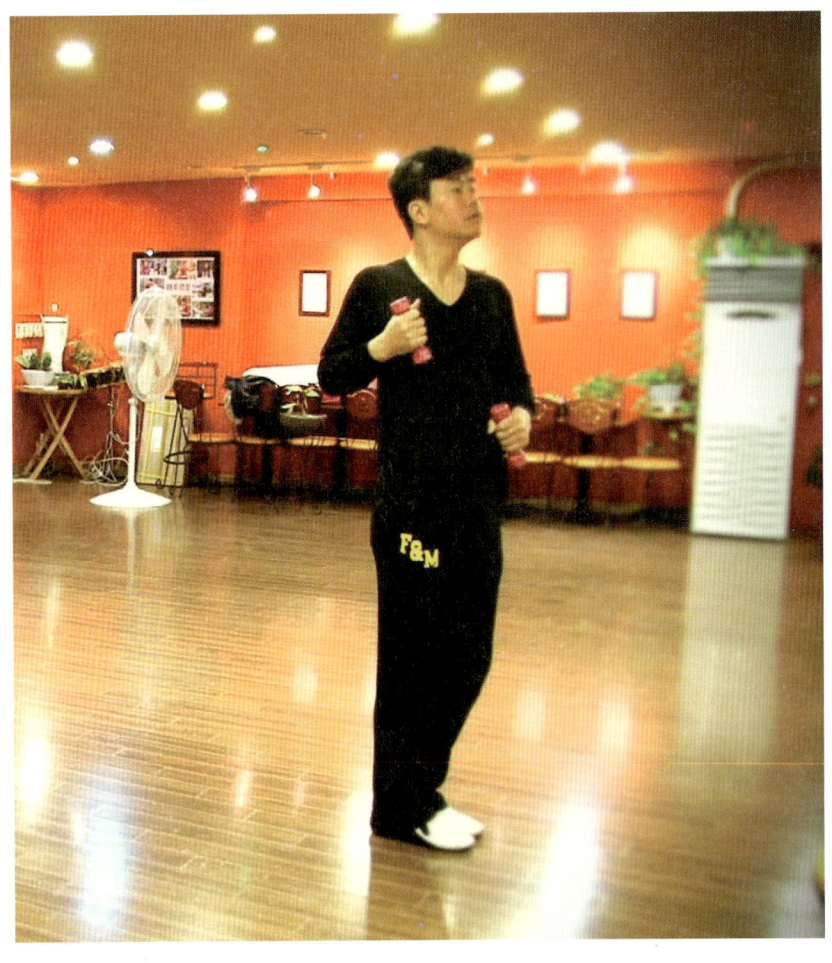

특별한 운동으로 아가씨 몸매를 되찾다!

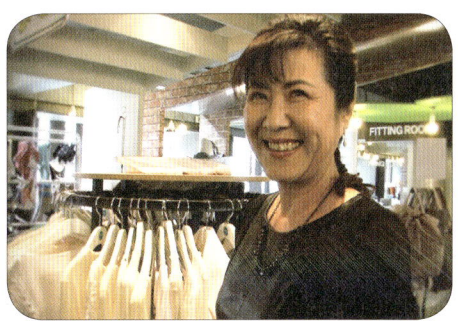

여기, 중년에 찾아온 나잇살에서 완전히 해방되었다는 주인공이 있다. 55세의 김영란 씨.

"살이 빠지니까 예쁘게 눈에 띠게 입고 싶어서 옷을 보는 게 즐겁고 정말 행복하더라고요. 딱 붙는 옷을 입었을 때 뒤에 지퍼가 끝까지 맞게 올라갔을 때의 느낌, 그게 정말 좋으니까 옷을 입어보는 것도 즐겁고요."

누가 봐도 50대 중반이라고는 믿기지 않을 몸매를 유지하고 있다.

"현재 치수는 44에서 55 정도예요. 하지만 예전에는 치수가 99, 남자

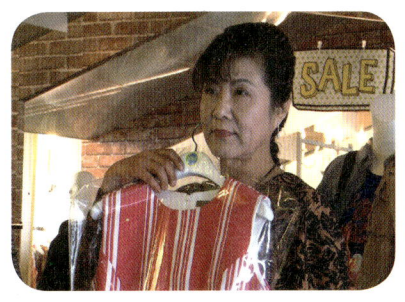

| 옷 가까이서 옷을 고르고

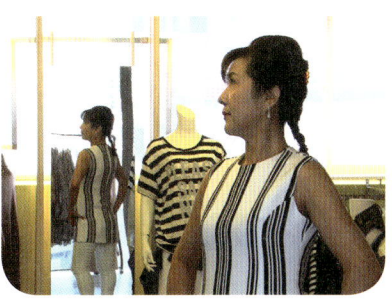

| 옷 입고 나오는 주인공

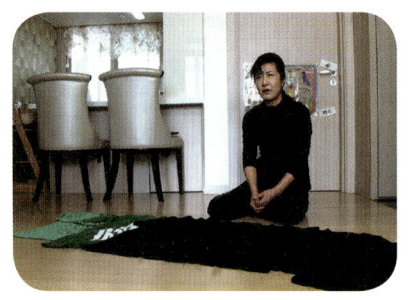 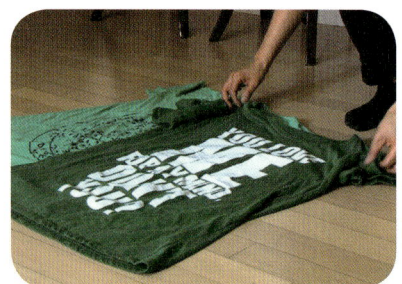

| 과거 옷들을 나란히 늘어놓은 주인공

105 사이즈까지 입어봤어요."

이렇게 날씬한 김영란 씨가 남자 105의 사이즈의 옷까지 입었다고 한다. 과거 99사이즈에서 현재 55사이즈로, 제 2의 인생을 살고 있다는 김영란 씨.

"이게 바로, 제가 처음에 운동할 때 입었던 운동복이에요. 이거 한 3XL정도 될 거에요. 제가 마지막에 입었던 옷이죠. 더 이상은 없다고 이태원 가서 사라고 그러더라고요."

그간의 놀라운 체중 변화를 한눈에 볼 수 있는 옷들. 그런데, 그녀가 이렇게 옷을 모으는 데는 특별한 이유가 있다고 한다.

"옷을 입으면서 한 치수 작은 것을 미리 사다놨어요, 저는. 그래서 살이 빠지면 그걸 입으면서 다시 한 치수 작은 옷을 미리 사다놓고, 그걸 입었다가 벗었다가 쳐다보면서 열심히 운동해서 한 치수를 낮추면 더 작은 치수를 또 사다놓고. 이렇게 하면서 3XL에서부터 S중에서도 작은 S까지 온 거죠."

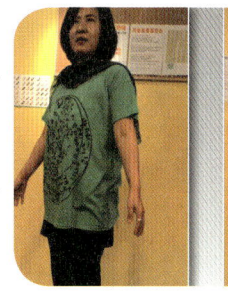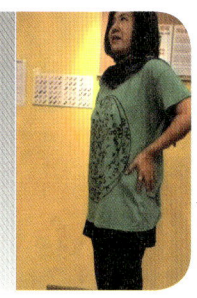

| 예전사진

그녀는 도대체 얼마나 살을 뺀 걸까?

"한 1년 정도에 걸쳐서요. 한 거의 20키로 가까이 뺐어요."

무려 20kg을 감량했다?

불과 2년 전만해도 누가 봐도 50대의 후덕한 체형이었던 김영란 씨. 살에 대한 고민은 30대 이후부터 나이가 들수록 심해졌다고 한다.

"30대 후반부터 갑자기 살이 찌기 시작하더라고요. 그러더니 1년 만에 10kg이 쪘고, 그 후로부터 꾸준히 찌기 시작해서 거의 20kg 이상이 찐 거죠. 한 15년 동안."

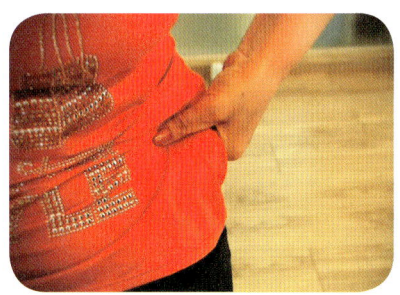

| 김영란씨 뱃살

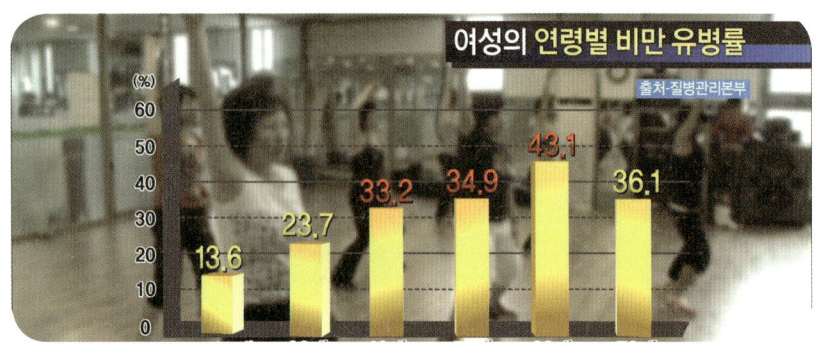

| 여성의 연령별 비만 유병률

대부분의 여성들은 나이가 들수록 나잇살에 대한 고민을 하게 된다. 특별히 식사량이 늘거나, 활동량이 줄어드는 것도 아닌데, 유독 중년이 되면 살이 찌는 이유는 무엇일까?

"우리 몸은 30대 이상만 지나게 되도 1년에 약 1% 이상씩 근 손실이 생기게 됩니다. 그러면 당연히 그만큼 신진대사가 떨어지기 때문에 똑같은 양을 먹고 똑같이 운동을 하면 해마다 살이 찌는 것은 당연한 이치입니다. 특히 여성들의 경우에는 갱년기에 가까워지면 뱃살이 생기는 것을 막아주는 여성호르몬이 급격하게 떨어지면서, 복부와 상체 쪽으로 살이 몰리게 되고 팔다리는 얇아지는 거미형 비만의 형태를 띠게 됩니다."

강은희 가정의학과 전문의

실제로 질병관리본부의 통계를 보면, 여성의 경우 40세를 기점으로 비만율이 높아지는 것으로 나타났다.

그러나 김영란 씨에게는 살과의 전쟁을 치룰 수밖에 없는 이유가 있었다. 살이 찌면서 허리디스크와 당뇨 등 건강에 문제가 생긴 것이다. 마치 도미노처럼 몸이 무너지자 마음도 무너졌다고 하는데.

"사실은… 자살하고 싶을 정도였어요. 솔직히 말하면. 방바닥에서 일어났다 앉았다가 안 되는 게 아니라, 책상의자에 앉아서도 일어나려면 책상을 잡고 일어나야 되고, 책상을 잡고 앉아야 되니까. 살 찐 것은 둘째치고 몸이 아프니까요. 누구에게 짐만 되는 거잖아요. 짐만 되고 아무것도 못 하니까 우울증이 오다가 내가 왜 살아야 되는 의미가 없는 거예요. 재미도 없고."

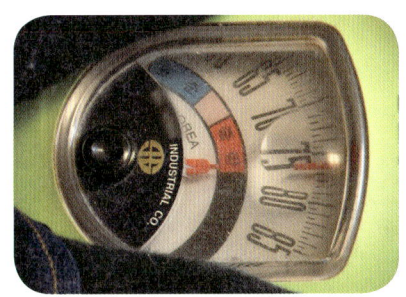

| 현재 몸무게

살 때문에, 한 때 죽음까지 생각했다던 그녀의 현재 체중은 52kg! 1년 동안 각고의 노력 끝에 지금의 모습을 되찾을 수 있었다. 그리고 1년 동

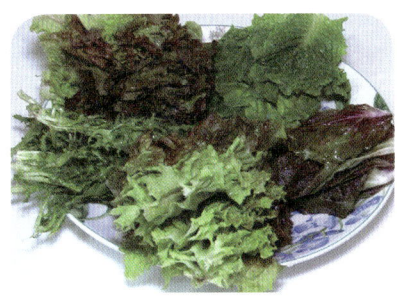

| 채소 씻기

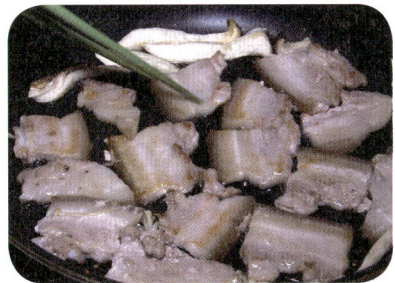

| 고기 굽기

안 요요현상 없이 유지하고 있다고 한다.

특별한 운동 다이어트 법

갑옷처럼 벗어나기 힘들었던 나잇살에서 이제는 자유로워졌다는 그녀! 그녀의 다이어트 비법이 무엇인지 우선 식단부터 관찰해 보기로 했다. 풍성한 채소 위주로 준비된 식단. 그런데, 채소와 함께 곁들이는 이것은? 바로 고기?

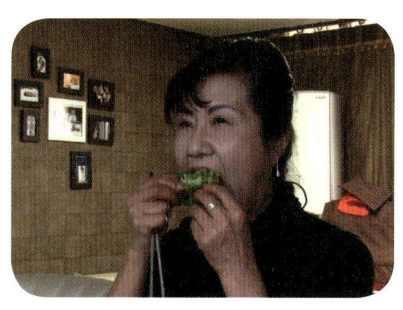
| 입 크게 벌려 먹는 모습

기름기 가득한 삼겹살을 프라이팬 가득 굽기 시작한다. 설마, 이 많은 양을 혼자 먹는 것일까?

"이거 삼겹살이에요. 저 고기 좋아해요. 먹고 싶은 건 다 먹어요. 특히 고기 종류요. 다이어트 하시는 분들 보면, 밥 양을 줄이거나 하는데 저는 전혀 안 그래요. 더 많이 먹어요. 살쪘을 때는 안 먹어도 찌니까 하루에 밥 한 끼에다, 한 끼는 선식을 먹었는데요. 지금 밥 세 끼에다가 반찬, 고기 한 번 먹고요. 자다가 배고프면 먹기도 하는데요."

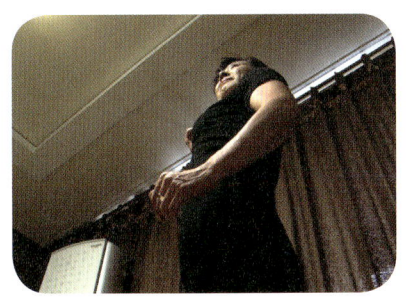 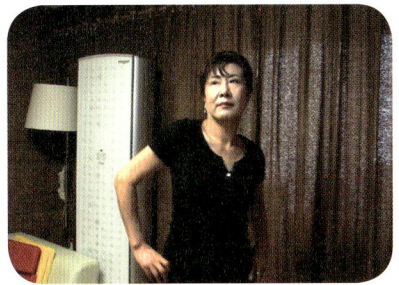

| 운동하는 모습

도대체 마음껏 먹고 살을 뺐다니, 이게 무슨 말일까?

그런데 정말 먹는 걸 보니 말대로 거침없이 먹는다. 이렇게 먹고도 살을 빼는 것이 정말 가능한 일일까?

"밥을 이렇게 실컷 맛있게 먹고, 제가 하는 게 있어요."

잠시 후, 옷을 갈아입고 나온 그녀.

"이제 운동할 거예요. 저에겐 아주 특별한 운동법이 있어요. 그동안 1

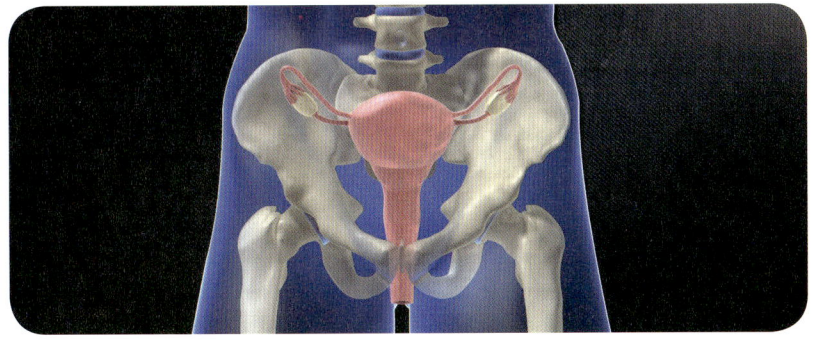

| 골반 CG

년 넘게 이 운동을 하면서 이렇게 살 빠지고 건강해지고 했으니까 특별한 운동이죠."

나잇살 고민을 해결했다는 그녀만의 특별한 운동. 그런데 10분 째 제자리에서만 조금씩 몸을 움직인다.

"이게 바로 골반 교정 운동이에요."

골반은 한자로 뼈의 초석이라는 뜻으로, 우리 몸의 중심에 위치해 척추를 받치는 받침대 역할을 하며 동시에 두 다리와 연결되어 몸을 지지한다. 특히 여성의 경우, 골반이 생식기를 담는 그릇이라 할 만큼 중요하다고 한다.

"골반이 틀어지면서 고관절 주변에 혈액순환과 림프순환이 잘 되지 않으면 둔부, 즉 엉덩이 아래쪽 회전이 변이되면서 순환이 잘 되지 않고요. 특별히 혈액순환과 림프순환이 원활하게 되지 않으면 노폐물이 축적되게 돼요. 엉덩이 아랫부분, 종아리나 허벅지 부분에 노폐물들이 장기간 축적되면서 지방과 엉겨 붙는 셀룰라이트라는 게 생성되고요. 셀룰라이트는 절대 몸 안에서 분해되지, 피부 겉으로 웬만해서는 없애기 힘듭니다."

김수연 원장 / 'ㅅ' 의원

그렇다면 골반 교정 운동은 우리 몸에 어떤 영향을 미칠까?

"골반이 정상적이지 않고 비틀어지는 경우가 굉장히 많기 때문에 골반 불균형을 초래하게 되는데 이 증상들을 교정을 통해서 꾸준히 관리해주게 된다면 지방 자체가 많이 쏠려있던, 그리고 근력이 떨어지면서 처져있던 그런 근육과 지방들을 재배치해주면서 자기 위치로 돌아가게 되면 벌어져있던 골반이 많이 닫히게 되면서 날씬해지고요. 운동 과정에서 근력 운동을 많이 하니까 다이어트 효과까지 같이 생기게 됩니다."

남문식 한의사

그런데 과연, 골반 운동만으로 살이 빠질까?

"물론 당연히 가능하다고 할 수 있습니다. 특히나 다른 운동과 달리 일절 식이요법을 하지 않고 가능하다고 할 수 있습니다. 골반을 좋게 만들어줌으로서 우리 몸의 순환이 잘되게 하고 다이어트가 되기 때문에 가장 건강하고 이상적인 다이어트가 될 수 있는 거고요. 다이어트를 해서 과도한 식이요법, 또는 과도하지 않더라도 매번 일정하면서 규칙적인 식이요법을 병행하며 절

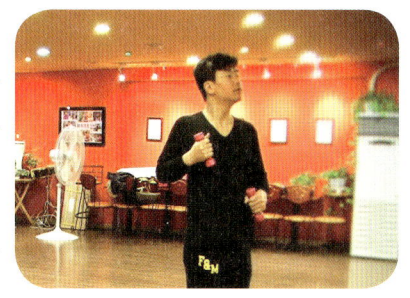

| 심재민원장 골반운동하는 모습

제한다는 것은 실질적으로 불가능하기 때문에 요요현상을 겪게 되는데요. 자기 식성을 그대로 유지하면 요요현상을 겪지 않습니다."

신재원원장 / 체형 관리사

2년 전부터 매일 한 시간씩 골반교정 운동을 해오고 있다는 김영란 씨. 골반 교정 운동에서 가장 중요한 것은 꾸준함이라고 한다.

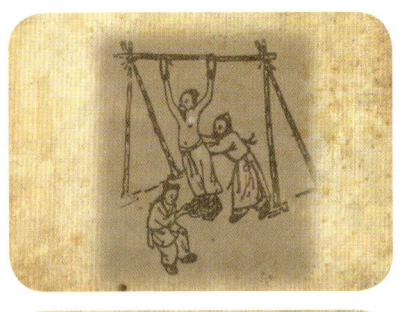

"살은, 먹을 것 다 먹으면서 아주 천천히 조금씩 빠지기 시작하더니 100일 동안 10kg이 빠졌고, 6개월 동안 15kg이 빠졌고, 1년 만에 거의 20kg 정도가 빠지면서 몸에 이렇게 균형이 잡힌 거예요."

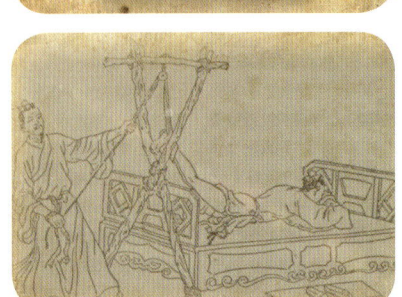

무엇보다 살이 빠지면서 그녀를 괴롭히던 당뇨와 허리디스크가 완전히 회복되었다. 덕분에 하루하루가 행복하다는 김영란 씨.

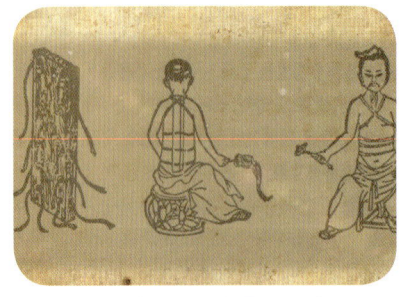

| 〈황제내경〉에 기록된 추나 요법

"20대 때 건강보다 지금이 훨씬 더 좋아요. 지금은 아픈 데도 없고, 그리고 걷는 것도 30분~1시간 잘

걸어요, 이제는. 이게 파라다이스구
나, 그러니까 몸이 공중에 떠서 새털
처럼 가볍게 떠 있는 느낌이에요. 그
런 느낌이 나면서 몸에 있는 기능들
이 정상적으로 바뀌더라고요."

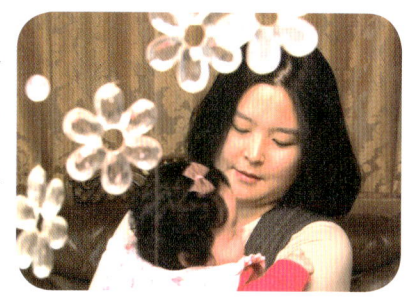

| 골반교정실험자-성은정씨

예로부터 한의학에서는 수술치료 없이 틀어진 골반과 척추를 바로 잡
는 '추나 요법'이 전해져 오고 있는데 중국의 의학서 〈황제내경〉에도 그
효과가 기록돼 있다.

그렇다면 과연 골반 건강이 우리
몸에 어떤 영향을 주는 것일까. 그녀
의 말대로 정말 골반 교정 운동만으
로 살이 빠지고 질병이 치유될 수 있
는 것일까? 우리는 실험을 통해 확
인해보기로 했다.

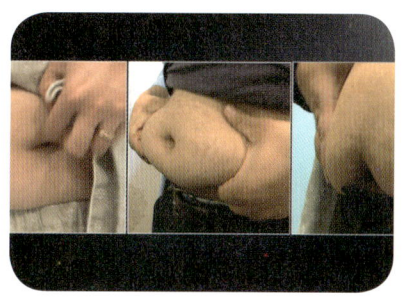

| 뱃살

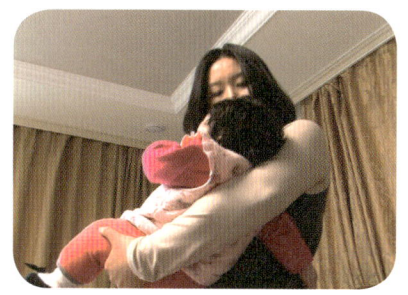

| 아이안아주기

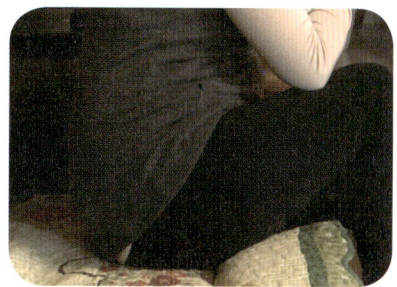

| 다리꼬고 앉아있기

실험에 도움을 줄 30대 주부 성은정 씨. 그녀는 5개월 전 둘째아이를 출산한 후, 좀처럼 빠지지 않는 살 때문에 고민 중이다.

"미혼 때 비해서 10kg가 쪘어요. 근데 그게 다 빠지지 않았거든요. 그것보다도, 배가 또 안 들어가서 아직도 임신 중인 걸로 오해를 많이 받아요."

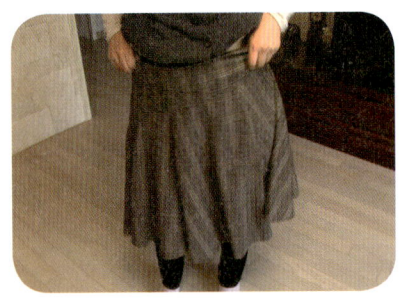
| 골반이 돌아가있는 치마

두 번의 출산을 거치면서 늘어난 뱃살은 운동을 해도 쉽사리 빠지지 않고 오히려 더 늘어났고, 그로인해 꼬리뼈와 허리통증, 골반 건강까지 이상이 왔다.

"특별하게 골반이 안 좋다, 좋다는 건 평소에 인식을 잘 안 하게 되는 것 같아요."

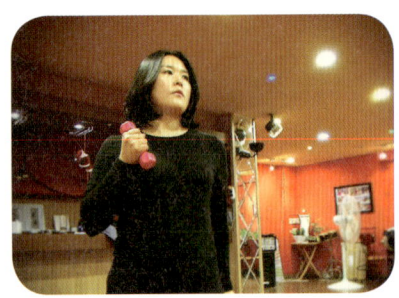
| 운동하는 모습

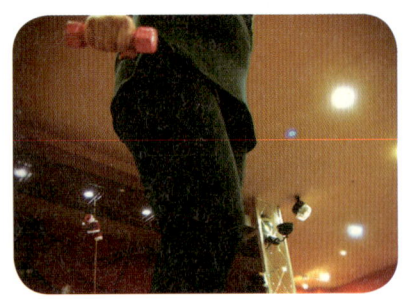

평소 그녀의 자세를 보면. 아이를 안거나 달랠 때 주로 오른쪽 팔을 사용하고, 앉을 때는 오른쪽 다리를 꼬는 모습을 확인할 수 있다. 그녀는 이렇게 자세가 한쪽으로 치우치면서 남모를 불편을 느끼고 있다고 했다.

"처음에 (옷을) 제대로 입었는데 걷고 나면 항상 많이 돌아가 있었거든요. 또 제자리 잡아 놓으면 또 돌아가고. 이런 걸 몇 번 반복해야 했었어요. 골반이 틀어져서 그렇다고는 말씀을 많이들 하시더라고요."

건강을 회복하면 자연스럽게 살이 빠지게 된다는 골반 교정 운동! 우리는 일주일 동안 골반 교정 운동을 지속하며 성은정 씨의 몸의 변화를 확인해보았다.

먼저, 골반을 교정하기 위해서는 골반 주변의 근육을 강화하는 운동이 중요하다고 한다.

"골반 운동을 시작할 때는 단계적으로 차근차근 조금씩 좋게 할 필요가 있고요. 골반은 바로 무릎이나 허리와 연결 되어 있는데 보통 여성들은 무릎과 허리가 좋지 않은 상태로 있는 경우가 많아서 골반 운동을 처음부터 과도하게 하는 것은 좋지 않습니다."

신재원 원장 / 체형관리사

일주일 동안 매일 한 시간씩 본인에게 맞는 골반 교정 운동을 한 성은정 씨.

"운동을 하니까 아주 시원해요. 시원한 느낌이 많이 들어요."

골반 교정 일주일 뒤, 과연, 그녀에게는 어떤 변화가 나타났을까?

외형의 변화는 느끼지 못했지만, 스스로 만족한다는 성은정 씨.

"허리가 앉았다 일어나면 펼 수 없을 정도로 한참 있었어야 했는데 지금은 펴고 일어설 수가 있어요. 허리 통증도 많이 가라앉았고 꼬리뼈 통증도 많이 줄었어요. 며칠만인데 신기해요."

일주일 만에 허리와 꼬리뼈의 통증이 줄었다는 성은정 씨.

골반 교정의 효과를 정확히 확인하기 위해 성은정 씨의 일주일 전, 후 체성분과 골반 상태 등을 검사해 비교해 봤다.

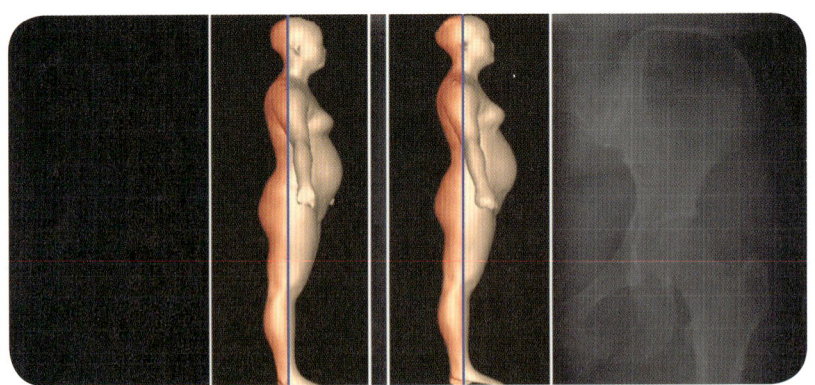

| 체형 엑스레이

"보통 골반이 이르는 최상단을 연결했을 때 이 각도하고 이 각도가 약간 완9만해진 것을 볼 수 있습니다. 그래서 일부 교정이 되어가는 과정이라고 볼 수 있겠습니다."

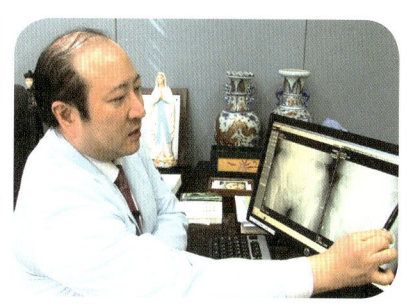
| 사진 보며 설명하는 조성연 원장

조성연 원장 / 스포츠의학 전문의

성은정 씨의 골반이 미세하게 교정되고 있다는 것이다. 또한 거북목으로 중심이 앞으로 쏠리는 체형에서 허리가 곧게 펴지는 올바른 자세로 변화된 것도 확인 할 수 있었다.

놀라운 변화는 이뿐만이 아니었다.

"골반의 일부는 교정 되면서 동시에 체중이 약 1kg감량 감소하셨는데요. 그 중에서 근육량은 늘어난 반면에 체지방률은 감소한 바람직한 효과가 나타났습니다."

조성연 원장 / 스포츠의학 전문의

그렇다면 김영란 씨의 당뇨와 성은정 씨의 허리 통증, 그리고 둘의 체중 감량이 정말 골반이 균형을 찾으면서 나타난 긍정적인 효과라고 볼 수 있는 걸까?

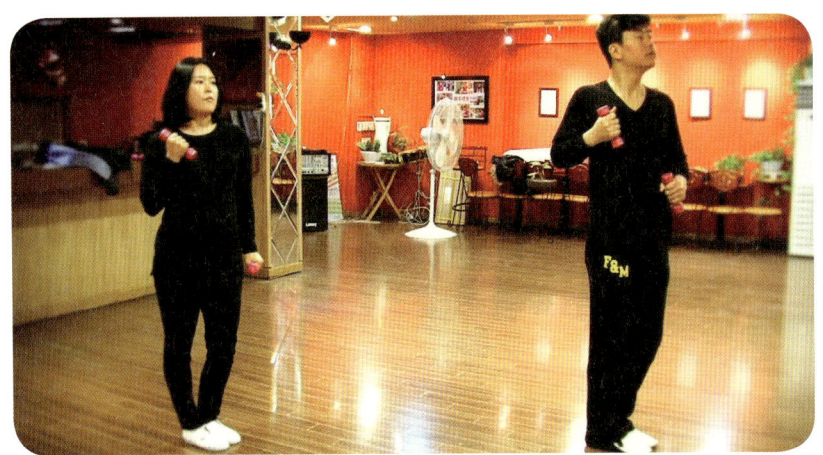

| 심재원 원장에게 배우는 골반 운동법

"저는 골반 교정을 하면 그건 효과를 볼 수 있다고 생각합니다. 먼저 골반이 틀어진 것을 바로 잡게 되면 요통은 바로 없어지실 거고요. 그리고 당뇨라는 건 혈액의 당의 수치를 이야기하는데 대개는 운동을 통해서 골반 교정이 진행되기 때문에 운동량이 많아지면서 근육에서 필요한 인슐린 양이 같이 증가되거든요. 그러면서 당뇨에 도움을 받으셨던 것 같습니다."

김수연 원장 / 'ㅅ' 의원

김영란 씨는 올바른 자세와 체형을 갖는 것만으로도 건강과 함께 다이어트 효과까지 볼 수 있다는 놀라운 결과를 우리에게 알려주었다.

〈운동 전 알아 두어야 할 주의 사항〉

* 동작을 크게 하려고 애쓰지 않는다.

* 정확히 골반 위치를 확인 한다.

* 무릎과 연동 된 기관이기 때문에 무릎을 같이
움직여주면서 운동한다.

〈골반 교정 운동 방법〉

몸을 최대한 뒤로 젖힌 채 골반과 무릎을 지그재그로
가볍게 움직여준다.

이는 골반 주변의 근육을 강화 하고 벌어진 골반을
바로 잡는 데 도움을 준다.

발가락테이핑

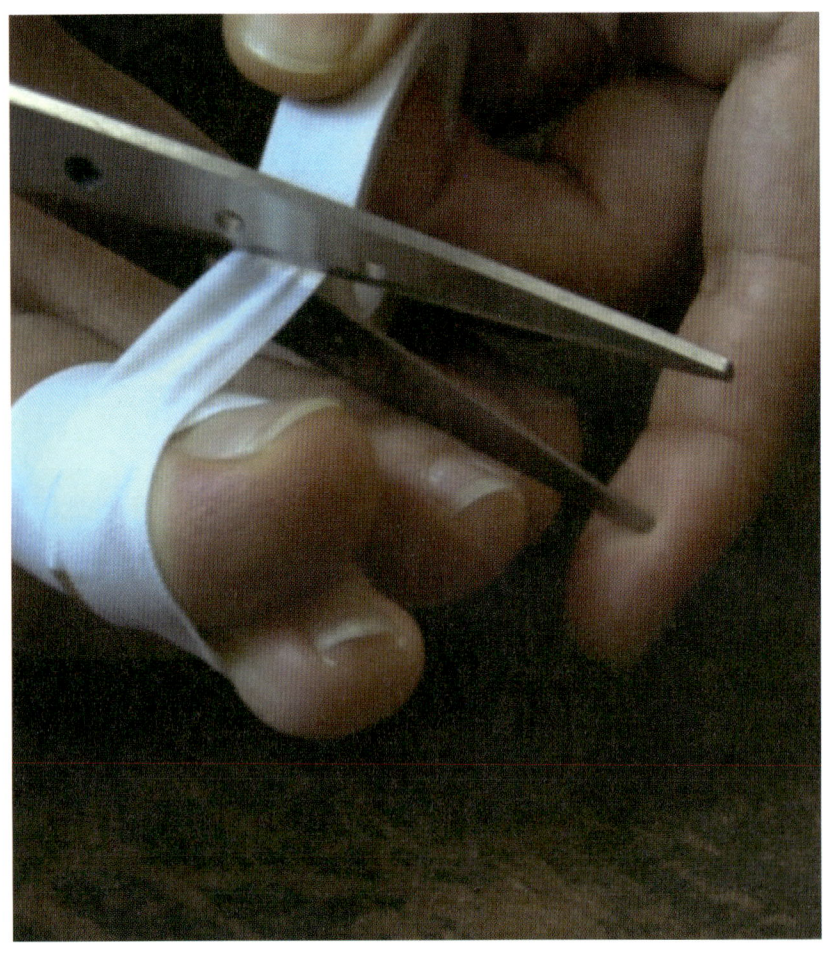

간단한 방법으로
몸매를 지키다

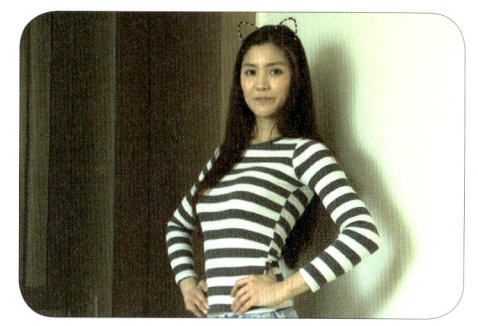

김선영 씨도 평소 골반 건강을 위해서 남다른 노력을 하고 있다. 날씬한 몸매의 그녀는 평소에도 타이트한 옷을 즐겨 입는다.

"아무래도 몸이 예쁘게 보이려다 보니까 딱 맞고 딱 붙는 옷 입는 걸 좋아하게 됐어요."

그런데 옷을 입을 때도 골반 건강을 위해서 세심하게 신경을 쓴다는 그녀.

"대부분 스판덱스 소재로 다리에 무리를 안 주는 바지만 골라서 사고 있어요. 스판덱스가 없으면 진짜 앉을 때나 이렇게 골반에 무리도 주고요. 부종도 오거든요. 옷태는 살리면서 몸에는 편하게 입어요."

대부분의 여자들이 꿈꾸는 47kg의 몸무게와 23인치 개미허리를 소유한 김선영 씨. 누가 봐도 흠잡을 데 없는 완벽한 몸매다. 아무래도 타고난 체질이며 몸매일 것 같은데.

"아니에요. 원래 찌는 체질은 아니었는데, 아기 낳고 살이 찌기 시작해서 그 때부터 살을 빼려고 운동을 시작한 거예요."

주부라는 사실도 믿어지지 않은데 출산 후 살이 쪘다는 김선영 씨. 게다가 그녀는 네 명의 아이 엄마였다!

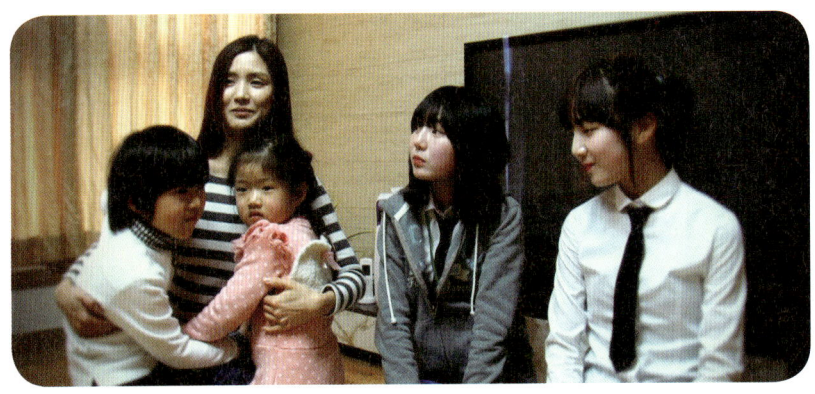

| 네명의 아이들과 주인공

네 아이를 둔 엄마의 허리가 23인치라니!

결혼 전부터 날씬한 몸매를 유지했다는 김선영 씨. 결혼 후 쌍둥이를 낳고, 뒤이어 두 명의 아이를 낳게 되면서 날씬했던 그녀의 몸매에도 큰

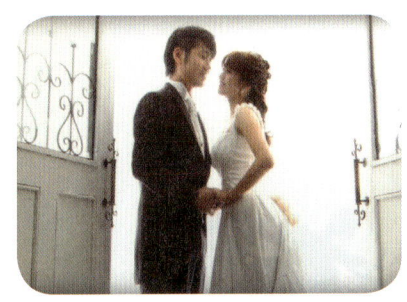 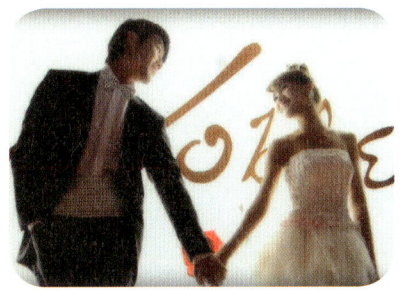

| 결혼사진

변화가 찾아왔다. 그 중 점점 늘어난 뱃살은 걷잡을 수 없었다.

"쌍둥이를 임신하니까 배가 많이 나오잖아요. 상당히 많이 나왔거든요. ET라고 할 정도로 배가 이렇게 나오니까. 그 배에 있던 아이들을 낳고 나니까 배 껍질이 늘어났던 게 다시 착 달라붙는 게 아니라 저한테 남아 있더라고요. 그리고 그게 늘어지더라고요. 쭈글쭈글하게 늘어나기도 하고 살갗이 트면서 정말 할머니 배 같았어요."

대부분의 산모들은 출산 후 6개월이면 정상체중을 찾게 되는데, 임신할 동안 아이를 품느라 늘어난 뱃살은 쉽게 빠지지 않는다고 한다. 김선영 씨 역시 출산 후 뱃살은 좀처럼 빠지지 않았다.

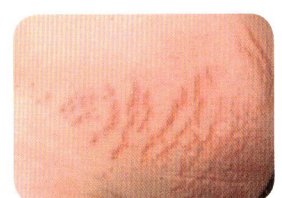 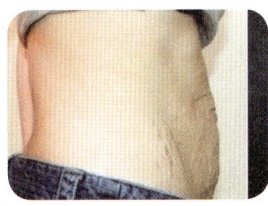 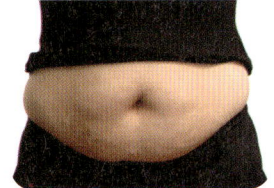

| 늘어난 뱃살 사진들

그런데 김선영 씨는 출산 후 뱃살이 빠지지 않는 이유는 따로 있다고 말했다.

"아이를 키우면서 육아를 하면서 한쪽으로만 아이를 안게 되잖아요. 그리고 저는 오른손잡이다 보니까 오른손으로 아이를 안고 한쪽으로 살림을 하게 되니까, 골반이 틀어지게 되면 아랫배가 나오게 되고 아줌마 배처럼 똥배가 나온다는걸 그 때 제가 알게 된 거예요."

실제로 출산보다는 육아나 잘못된 자세가 골반의 불균형을 더 심각하게 만든다는데. 문제는 골반이 틀어지면 골반이 받치고 있는 척추도 함께 틀어지면서 몸의 기능이 떨어진다는 것이다. 뿐만 아니라 여성의 경우 남성과 달리 골반의 근육이 약하기 때문에 골반이 틀어지기 쉽다고 한다.

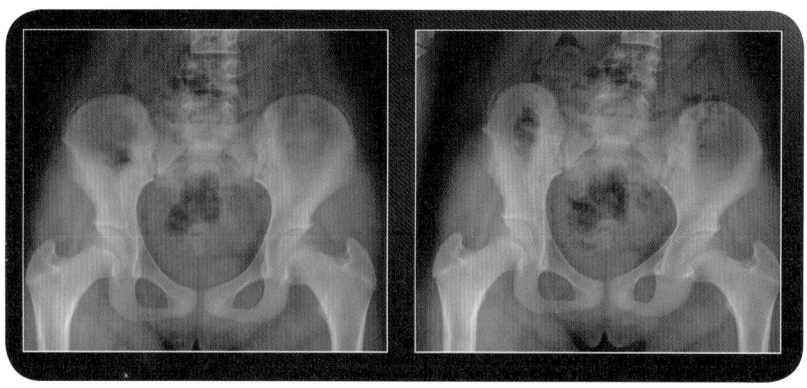

| 출산 직후의 골반 비교

"출산 이후에 정상적이지 않고 비틀어지는 경우가 굉장히 많기 때문에 골반 불균형을 초래하게 되는데요. 이 증상들을 교정을 통해서 꾸준히 관리해주게 된다면, 지방 자체가 많이 쏠리며 근력이 떨어져서 처져 있던 근육과 지방들을 재배치 해주면서 자기 위치로 돌아가게 되고요. 벌어져있던 골반이 많이 닫히게 되면서 날씬해지고요. 그런 운동과정에서 근력 운동을 많이 하니까 다이어트 효과까지 같이 생기게 됩니다."

남문식 한의사

골반을 위한 선택

김선영 씨 역시 육아를 하면서 한 때 골반이 심하게 틀어졌었지만 골반의 중요성을 알면서 그녀만의 골반 교정법을 실천해 왔다고 한다.

"이게 골반 교정 할 때 필요한 도구들이에요."

그런데 그 재료들은 책과 반창고 등 특별할 것 없어 보인다. 도대체 반창고는 어디에 쓰는 걸까?

"발가락을 4개로 만들어주는 테이

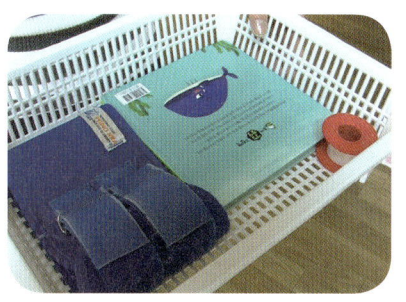

| 책과 반창고가 들어있는 바구니

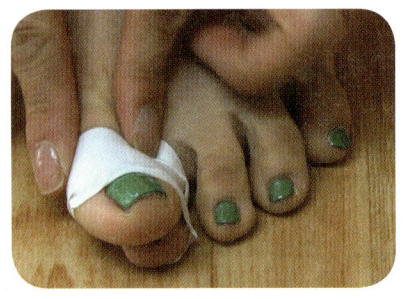

| 엄지발가락과 검지발가락을 테이핑하는 주인공

프로 사용하고 있어요."

엄지발가락을 검지발가락 위에 올리고 반창고로 감아주기만 하면 된다는데 설마 이게 끝일까?

"네, 이렇게 하고 걷는 거예요."

생활 속에서 할 수 있는 쉬운 방법이기에 꾸준히 할 수 있었다는 김선영 씨. 이렇게 하는 것이 정말 운동이 되는 걸까?

"골반이랑 척추 있는 허리 있는 부분이요. 굉장히 긴장감이나 힘이 느껴지면서 걷고 있는 거거든요. 근육을 사용하는 방법이 아무래도 갑자기 변화 하니까 이런 부분에 긴장도 많이 되고 구부리는 게 잘 안돼요. 빠

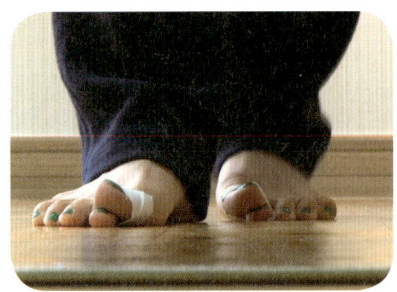

| 걷는 주인공

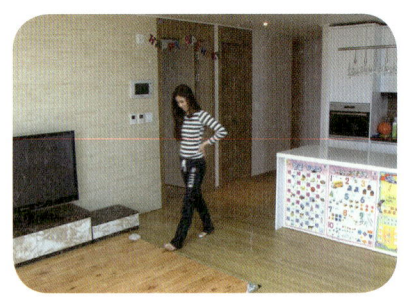

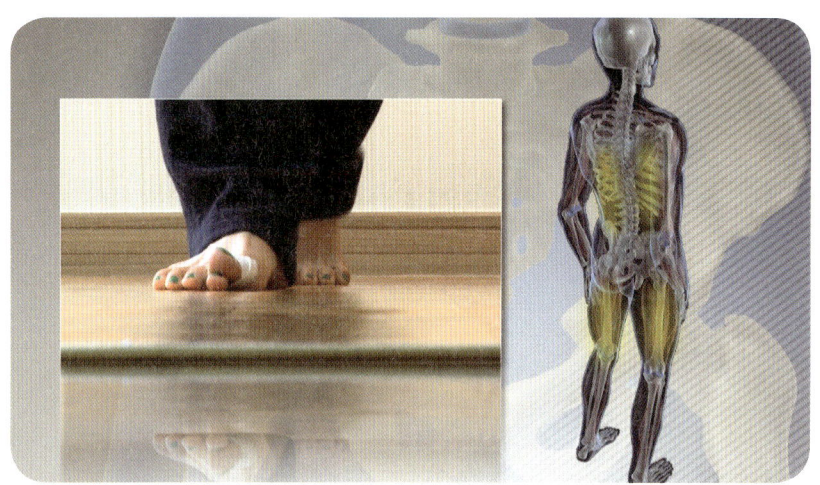

| 발가락테이핑한 후 인체CG

듯하게 서게 되더라고요. 발가락 두개만 테이프로 묶어줬을 뿐인데 이게 단순하지는 않고 상당히 힘들어요. 효과가 있다는 걸 보고 직접 해봤는데 저도 효과를 많이 봤어요."

다섯 개의 발가락은 우리 몸의 체중을 분산해서 지탱하는데 갑자기 발가락이 네 개가 되면 균형을 제대로 잡기 위해 척추 주변의 근육이 긴장되면서 올바른 자세가 된다는 것이다.

이렇게 매일 15분씩 반복한다는 김선영 씨의 골반 체조. 누구나 따라해도 괜찮은 것일까?

"근육이 약하신 분들 같은 경우는 좀 오히려 관절에 과부하를 일으켜서 관절염이나 근 손상을 줄 수 있어요. 심해지게 되면 종 무지 외반증이라고 해서 엄지발가락이 휘어지는 질병이 생길 수도 있습니다.

그래서 너무 과도하게 하시는 건 오히려 좋지 않을 수 있습니다."

남문식 한의사

김선영 씨가 골반을 바로 잡는 방법은 또 있다. 의자에 앉거나 서 있을 때 무릎 사이가 떨어지지 않게 다리를 붙이는 것도 허벅지 안쪽의 근육을 강화시켜 골반을 교정하는데 도움이 된다고 한다. 밴드나 책을 이용하면 손쉽게 틀어진 골반을 바로 잡을 수 있다는데. 그렇다면 내 몸의 골반이 바른지, 틀어졌는지 어떻게 알 수 있을까?

"자꾸 (어깨에 맨) 가방이 흘러내리거나 브래지어 끈이 매번 한쪽으로만 흘러내리는 분 있죠. 이런 분들 역시 골반이 틀어졌다고 볼 수 있고요. 치마를 입었는데 오전에는 똑발랐는데 오후가 되면 자꾸 돌아가시는 분, 또 우리가 걸음을 걸으면서 주로 신발 어느 한 쪽만 많이 닳는 분 있죠. 역시 이런 분들은 골반이 틀어지면 좌우의 힘이 틀려지기 때문에 신발 닳는 정도가 틀려지게 됩니다. 이런 것으로 통해서 자가 진단을 할 수 있습니다."

남문식 한의사

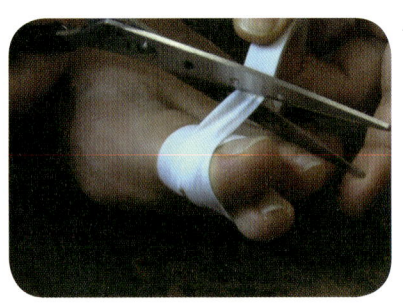

| 발가락에 테이핑을 하는 주인공

바르지 못한 임신 습관이
여자의 몸을 망친다

 살을 빼기 위해 많은 노력을 하고 있는 주부들! 과연 이들이 생각하는 살찌는 요인은 무엇일까?

 "처음 임신 했을 때는 아이한테 다 간다고 생각하고 다 먹었던 거죠. 빠질 줄 알았죠, 낳으면. 그런데 딱 아이 몸무게 만큼밖에 안 빠지더라고요."(최은희 씨, 34세)

 "마음먹고 빼면 한 10kg는 남아있고, 또 방심하고 있으면 또 5kg 찌고. 이게 왔다 갔다 해요."(김수미 씨, 35세)

출산

 여성들에게 출산은 아이를 얻는 기쁨과 동시에 살에 대한 고민을 안겨준다. 실제로 출산 이후 임신 전 몸무게로 돌아가는 여성은 약 28% 밖에 되지 않는다고 한다.

임신을 했다고 해서 무조건 많이 먹는 것이 다 옳은 것은 아니다. 아이와 산모에게 꼭 필요한 영양소 만큼은 잘 챙겨먹는 것이 중요하다. 예로부터 우리나라는 산모가 많이 먹을수록 좋다는 잘못된 인식이 있어서 산모가 먹고 싶다고만 하면 어떻게든 대령하고 먹기만 하면 무조건 좋아하곤 했다. 그리고 몸이 무거워지니 위험할까봐 운동은 별로 하지 않는다. 하지만 이렇게 많이 먹고 적게 움직이는 식습관은 태아와 산모에게 비만을 남겨준다.

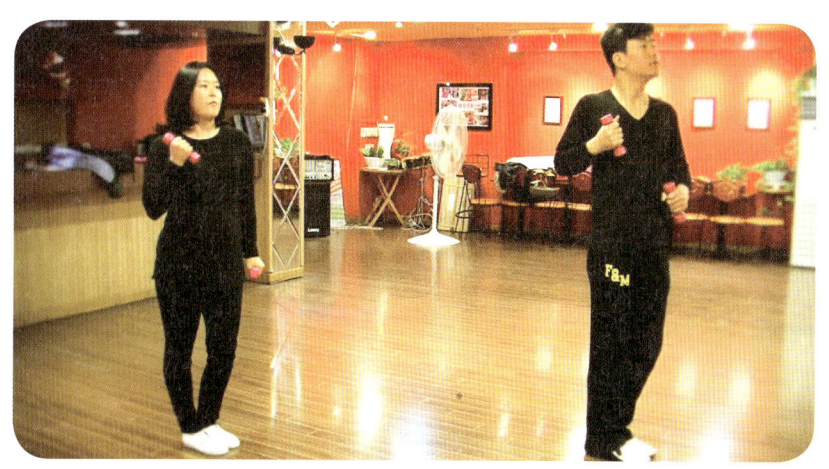

Chapter 03
다이어트에 효과적인 식품들

아사이베리

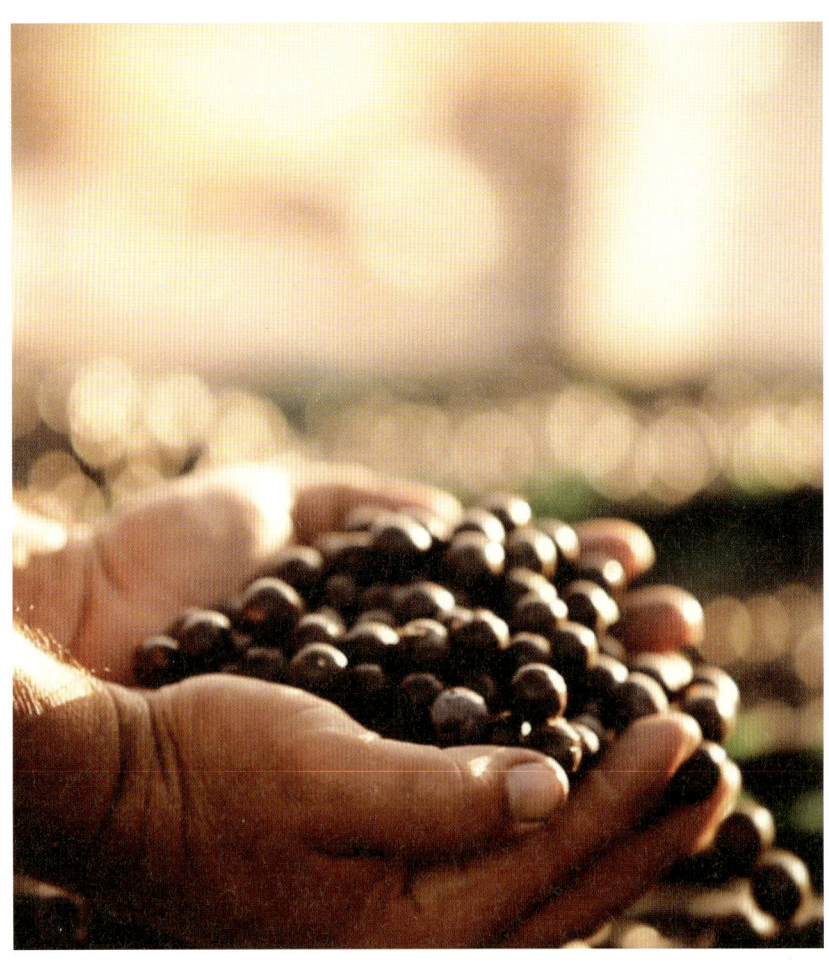

결혼 후 찾아온 비만을 신비의 가루로 잡다!

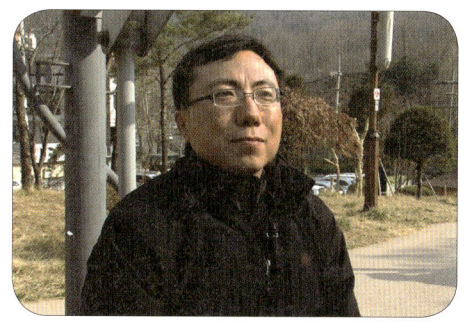

서울의 한 공원. 운동에 여념이 없는 한 사람, 강태곤 씨. 누구보다 활기찬 모습이지만, 불과 2년 전만해도 지금의 모습은 상상도 할 수 없었다고 한다.

"운동을 조금만 해도 몸이 아프고 피곤하고 그랬는데, 지금은 운동을 해도 즐겁고 힘들지 않고 좋습니다."

운동을 통해 즐거움을 찾는다는 강태곤 씨. 그가 운동을 시작하게 된 데는 남다른 사연이 있었다.

"예전에 살 쪘을 때는 몸무게가 90.6kg이었어요."

3년 전 그는 표준체중에서 무려 22킬로그램이나 초과한 상태였다.

"건강이 전체적으로 안 좋았어요. 지방간도 있다고 했고 검사하는 것마다 다 안 좋게 나왔었어요."

무엇보다 그를 괴롭힌 건 지방간을 비롯해 쓸개, 신장, 비장에까지 나타난 건강의 적신호였다. 특히 지방간의 경우, 고도비만인 사람들의 90%에서 지방간이 발견될 만큼, 살이 찔수록 그 위험성도 높아진다고 한다. 또한 많은 양의 지방이 축적되어 생기는 질병인 만큼 대사질환과 심혈관계 질환의 발생을 높인다.

강태곤 씨 역시, 갑작스럽게 늘어난 몸무게가 건강을 악화시킨 원인이 됐다.

"결혼하면서 살이 많이 쪘어요. 마음이 편해서 그런지 20kg 가까이 쪘습니다. 금방 쪘어요. 2~3개월 만에 쪘어요. 그래서 금방 빠질 줄 알았는데 그렇게 살 찐 게 20년 갔어요."

20년 전 결혼 할 당시만 해도 평범한 체격이었던 강태곤 씨. 그러나 생활에 안정감이 생기면서 급격히 살이 쪘고, 점점 두툼한 뱃살을 가진 전

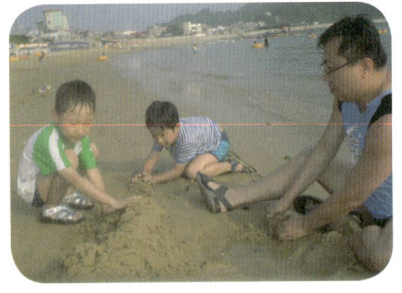 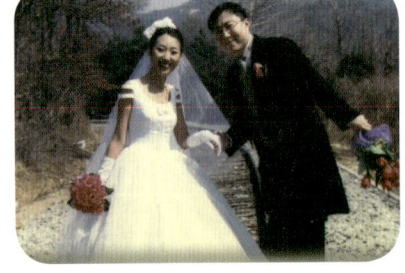

| 예전사진들

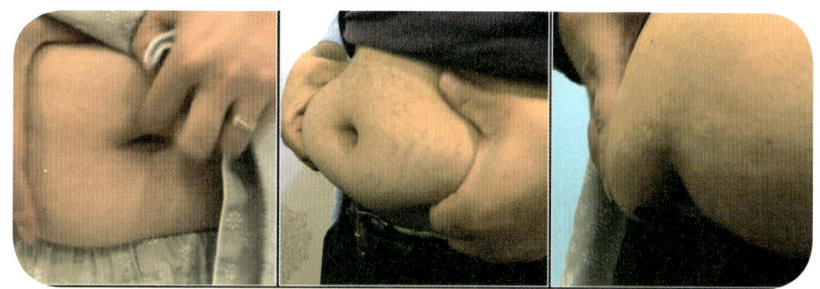

| 강태곤씨 복부비만 사진

형적인 중년 아저씨의 몸으로 변했다고 한다.

그를 지켜보던 아내는 염려가 컸다고 한다.

"배가 많이 좀 쪘고요. 제가 첫 아이를 임신했을 때, 같이 다니면 정작 저는 별로 배가 안 나왔는데 남편한테 아기 낳을 것 같다고, 임신 8개월 이상 된 산모 같다고 이야기를 했어요. 나이도 젊고 결혼 한 지 얼마 안됐는데 살이 많이 찌니까 우선 건강을 많이 걱정 했었죠."

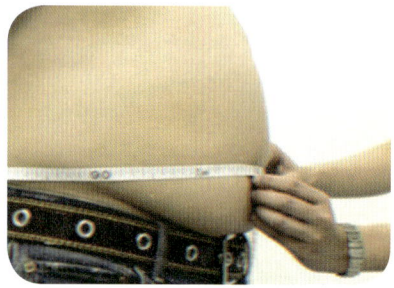 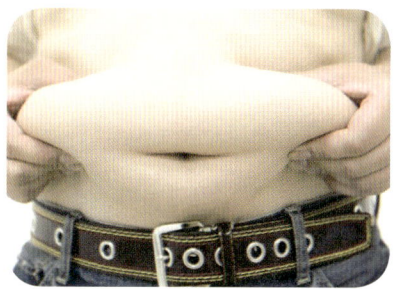

| 복부사진

상복부 초음파 검사	
검사 항목	검사 결과
간장	경도 내지 중등도 지방간
담낭	용종(7.4mm)
신장	좌측 낭성 결절(2cm)
췌장	정상
비장	비장 종대 경계치

| 검진표

최근 한 설문조사에 따르면, 중년 남성의 40% 정도가 체중과 무관하게 복부비만이 심각하다고 한다. 대한비만학회가 발표한 기준에 따르면 허리둘레가 남성은 36인치, 여성은 32인치를 넘어가면 복부비만에 해당되는데, 특히 중년 남성의 복부비만은 건강에 더 치명적이라고 한다.

"특히 올챙이 배라고 해서 복부 윗부분부터 동그랗게 올라오는 형태의 내장지방 비만은 각종 대사질환은 물론이고 뇌혈관, 심혈관 질환 그리고 남성들의 전립선암, 대장암과도 직접적인 관계가 있는 부분으로 밝혀졌습니다. 내 복부의, 내 체형의 변화를 인지하게 되면 그만큼 스트레스 관리와 함께 식이와 운동을 위한 노력을 기울이는 것이 필요합니다."

강은희 가정의학과 전문의

보라색 가루로 살을 빼다!

과거 강태곤 씨의 허리둘레는 무려 100cm(40인치)이상으로 심각한 수준이었다. 그는 결국 건강을 위해 다이어트를 결심했다. 그리고 다양한 방법의 다이어트를 시도해 보았지만 결과는 만족스럽지 못했다고 한다.

"1일 1식도 해봤고요. 운동은 2시간 이상 씩 꾸준히 하면서 체력은 좋아진 것 같았는데 살은 빠지지 않았어요."

살이 찌면서 점점 허리통증도 심각해졌고, 가벼운 유산소 운동밖에 할 수 없었다는 강태곤 씨. 그런데! 그런 그가 지금은 약 15kg을 감량해 75kg을 유지하고 있었다. 그리고 그와 동시에 종합검진에서도 건강이 좋아진 것을 확인할 수 있었다고 한다.

"최근 종합검진 받았을 때도 결과가 많이 좋았어요. 전체적으로 좋았어요."

살과의 전쟁에서 벗어나면서 그가 얻은 가장 큰 선물은 건강의 소중함이었다.

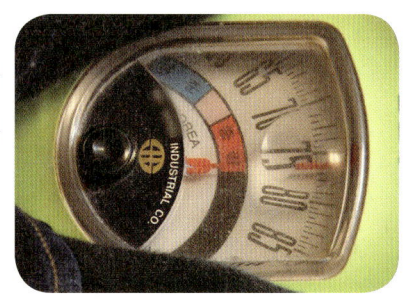

| 현재 몸무게

"제일 좋은 건 가족들하고 행복하게 지낼 수 있는 것, 건강해져서 더 많은 일을 할 수 있는 것이 좋은 것 같아요."

도대체 어떤 방법으로 지금의 놀라운 변화를 이룰 수 있었던 것일까? 그의 다이어트 비법은 무엇일까? 우리는 먼저, 그의 밥상을 살펴보았다.

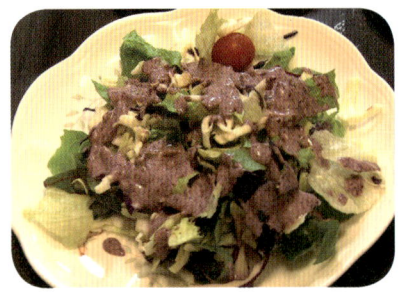 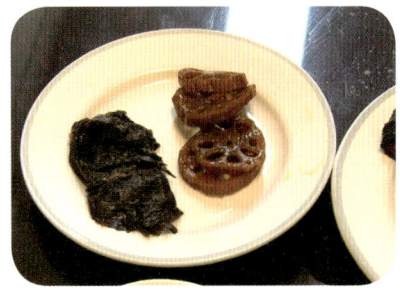

| 강태곤씨의 식탁

그런데, 여느 집과 다르지 않은 평범한 밥상. 또 먹는 양도 크게 신경 쓰지 않는 듯 보였다.

"보통 사람들이 먹는 것 하고 똑같이 먹습니다."

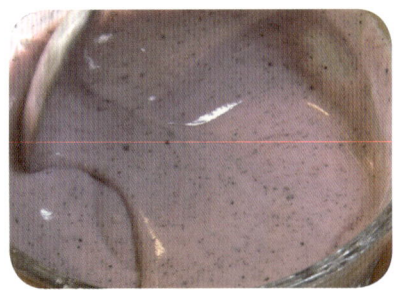 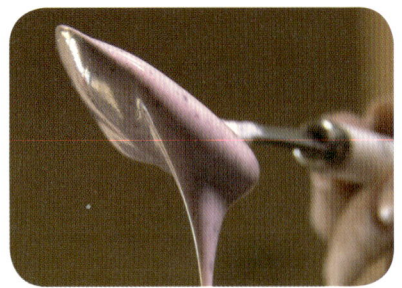

| 아사이베리 요거트

식이조절도 하지 않으면서 심지어 식후에 간식까지 챙겨먹는 강태곤 씨. 도대체 그만의 특별한 비법은 무엇일까?

"일반 요구르트에 특별한 걸 넣었어요. 제가 이걸 먹고 살을 뺐어요."

강태곤 씨가 매일 즐겨 먹는다는 유산균 간식. 그는 이 속에 건강 비법이 숨겨져 있다고 했다.

"10년 동안 식이요법도 하고 운동도 했는데 살이 안 빠지다가 5개월 만에 이걸 먹고 살이 빠졌어요. 15kg 빠졌어요."

5개월 만에 무려 15kg이 빠졌다?

과연 그의 체중감량을 도운 보라색의 정체는 무엇일까?

"이게 제 다이어트 비결입니다."

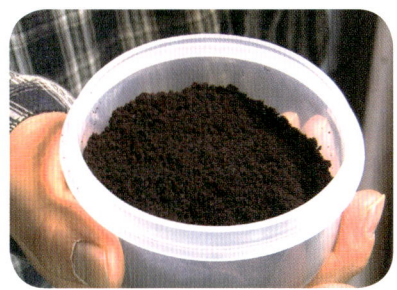 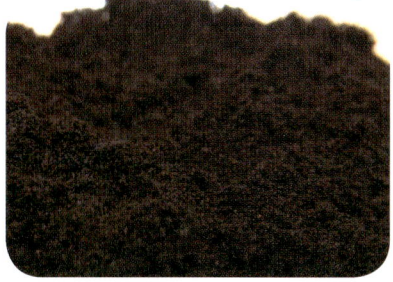

| 보라색가루

그가 통을 열어 보여준 것은 짙은 보라색 가루! 그러나 가루 형태로 되어있어서 아무리 자세히 봐도 무엇인지 알 수가 없다.

"이게 바로 아사이베리 가루예요."

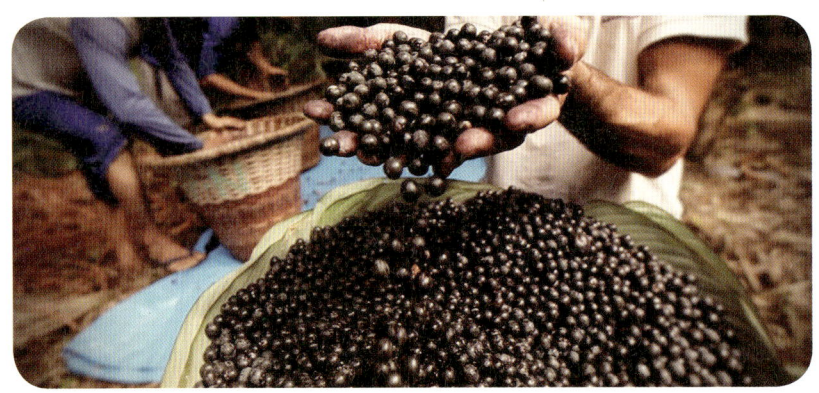

| 아사이베리

아사이베리 가루로 건강을 되찾았다?

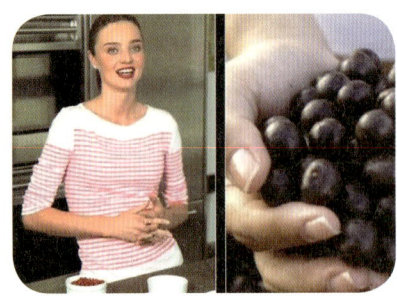

| 미란다커

아사이베리는 브라질 아마존 열대 우림지역에서 자라는데, 수세기에 걸쳐 먹어온 원주민들은 '생명의 나무 열매'라고 부른다.

또한 아사이베리는 세계적인 모델, 미란다 커가 건강을 위해 먹는 해독 주스로도 주목을 받았는데. 과연 어떤 건강의 비밀이 존재하는 것일까?

> "피토 케미컬의 일종인 안토시아닌이라는 물질이 아사이베리에 굉장히 풍부하게 있습니다. 안토시아닌은 진한 보라색의 화학물질로서 강력한 항산화를 가진 항산화제입니다. 이것은 활성산소로부터 모세혈관을 강력하게 보호함으로서 시력을 좋게 해주고 또한 심혈관계 질환에 아주 유효합니다."

이왕림 교수 / 고려대학교 의과대학 통합의학센터

미국농무부의 발표에 따르면, 아사이베리에는 각종 질병과 암을 예방하는 항산화 성분이 키위의 120배에 달할 만큼 풍부하게 함유되어있다고 한다. 뿐만 아니라 〈천기누설〉을 통해서도 아사이베리에 풍부한 안토시아닌 성분이 눈 건강에 도움이 되는 것이 확인되었다.

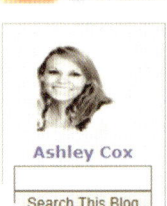

| 피츠버그대학의 연구 논문

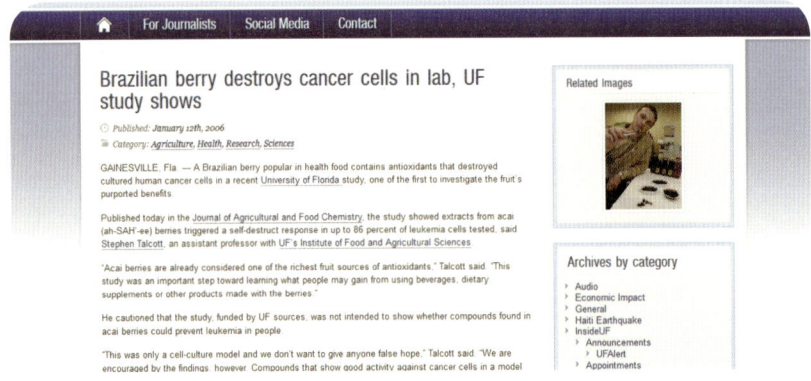

| 폴리페놀에 대한 논문

또한 미국 피츠버그 대학의 연구논문에서도 아사이베리에 풍부한 안토시아닌이 사람의 건강한 세포에는 영향을 주지 않고, 암세포만을 없애는 것으로 나타났다.

또 하나 주목해야할 성분은 폴리페놀인데, 백혈병 세포를 대상으로 한 실험에서 폴리페놀의 농도에 따라 암세포의 증식이 56~86% 억제되는 것이 밝혀졌다.

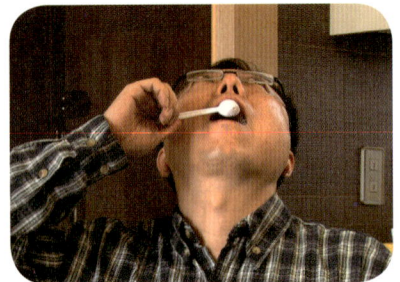

| 아사이베리를 먹는 주인공

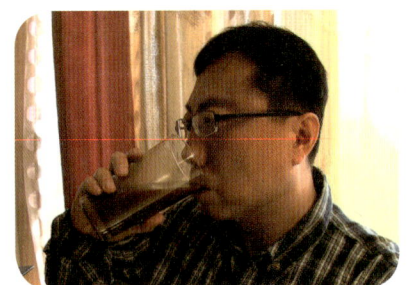

| 가루를 물에 희석시켜먹는 주인공

2년 전부터 지금까지 아사이베리를 꾸준히 챙겨먹고 있다는 강태곤 씨. 그는 하루에 한 번, 아침 공복에 아사이베리를 먹고 있었다.

아사이베리를 먹고 난 후, 다이어트뿐만 아니라 건강에도 큰 변화를 가져왔다고 한다.

"처음에는 살 때문에 먹는 게 아니라 건강에 좋다고 하니까, 간에 좋고 눈에도 좋고 해서 먹기 시작했는데요. 먹으면서 어쨌든 2개월 지나니까 생활의 활력이 생기고 운동량이 늘어나기도 했어요. 힘이 있으니까 더 할 수 있었고. 그러면서 뱃살이 빠지는 게 느껴졌어요. 자고나면 0.5kg씩 빠졌던 것 같아요."

아사이베리 가루를 물에도 희석시켜 먹는다는 강태곤 씨. 그런데 가루를 물에 넣자 기름을 넣은 것처럼 이상한 기름띠가 둥둥 떴다. 도대체 이 기름띠의 정체는 무엇일까?

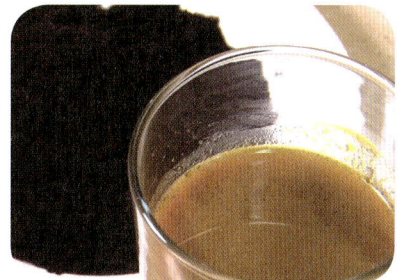 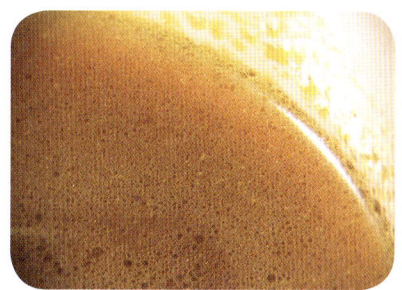

| 아사이베리기름

"아사이베리에 들어있는 식물성 기름입니다. 불포화지방산, 필수지방산인 오메가3,6,9 이런 것들이죠."

이왕림 교수 / 고려대학교 의과대학 통합의학센터

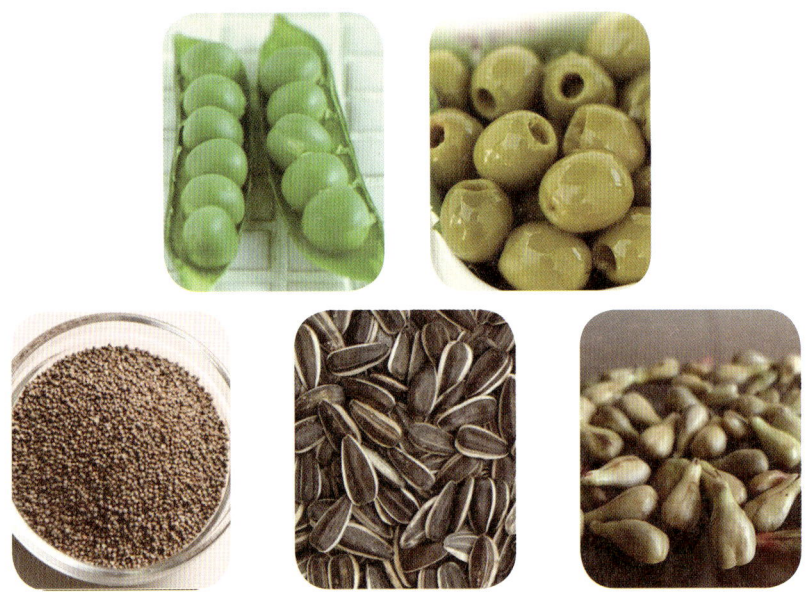

| 여러가지 씨앗과 콩

일반적으로 식물 중에서는 씨앗이나 콩에 필수지방산이 풍부하다고 알려져 있지만, 과일 중에서는 유독 아사이베리에 필수지방산이 풍부하다고 한다.

그런데 이 아사이베리가 비만에는 어떤 도움이 될까?

"식이섬유가 풍부해서 대사를 활발하게 해줄 수 있고요. 또한 필수

지방산인 오메가3,6,9이 풍부해서 지질이라든지 콜레스테롤의 축적을 방지합니다. 그리고 마지막으로 안토시아닌의 강력한 항산화력, 다시 말해 활성산소 흡수력이 높으므로 해독이 잘됨으로써 비만의 다이어트에 좋은 식품이라고 말할 수 있습니다."

이왕림 교수 / 고려대학교 의과대학 통합의학센터

그러나 아무리 건강에 좋은 과일도 달콤한 맛을 내는 과당 때문에 다이어트를 할 때는 주의해서 먹어야 하지 않을까? 우리는 실제로 아사이베리의 당도를 측정해 보았다. 그런데, 그 결과는 1.5 브릭스!

일반적으로 당도가 13브릭스에서 18브릭스 사이인 다른 과일에 비하면 아사이베리는 1.5브릭스로 현저하게 당도가 낮았다. 이처럼 아사이

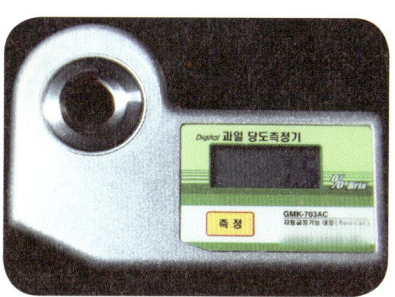

| 아사이베리 당 측정

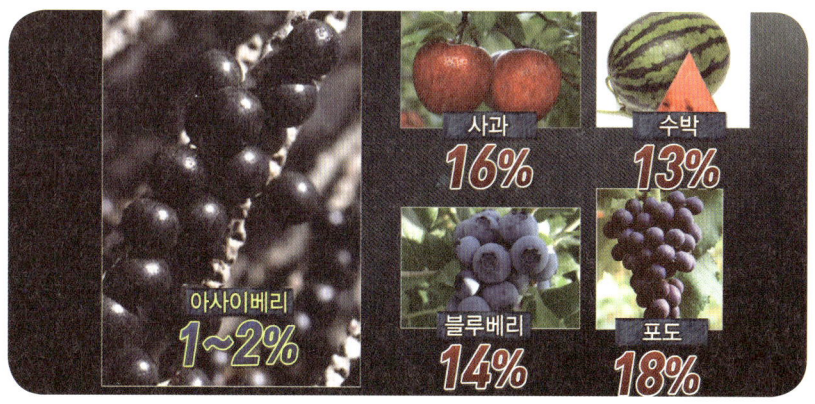

| 다른과일들과 아사이베리의 당 지수 비교

베리는 저당식품으로 체내에서 에너지로 빨리 소모 돼 비만을 예방하는 데 도움이 된다고 한다.

하지만 먹을 때, 주의해야 할 점이 있다.

"아사이베리는 보통 동결, 건조한 상태로 유통이 되는 경우가 많기 때문에 이것을 다른 식품에 타서 먹게 되는데요. 당분이 높은 다른 음식이나 주스를 함께 드시게 되면 오히려 당분 섭취가 과해져서 비만을 유발할 수도 있기 때문에 같이 먹는 음식에 대해서도 주의를 하시는 게 좋겠습니다."

강은희 가정의학과 전문의

최근 톱 모델 미란다 커가 공개한
아사이베리 파우더 주스

* 재료 : 코코넛 밀크 한 컵, 코코넛 워터 한 컵, 아사이파우더 한 테이블스푼, 고지베리 한 스푼, 스피루리나 한 스푼, 카카오파우더 한 스푼, 마카파우더 한 스푼, 치아씨드 한 스푼, 1/2 스푼 단백질 파우더

* 방법 : 모두 넣고 갈아줍니다.

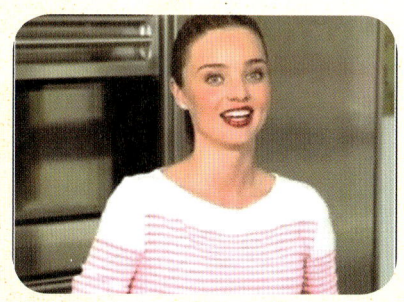

| 미란다커

바질씨앗

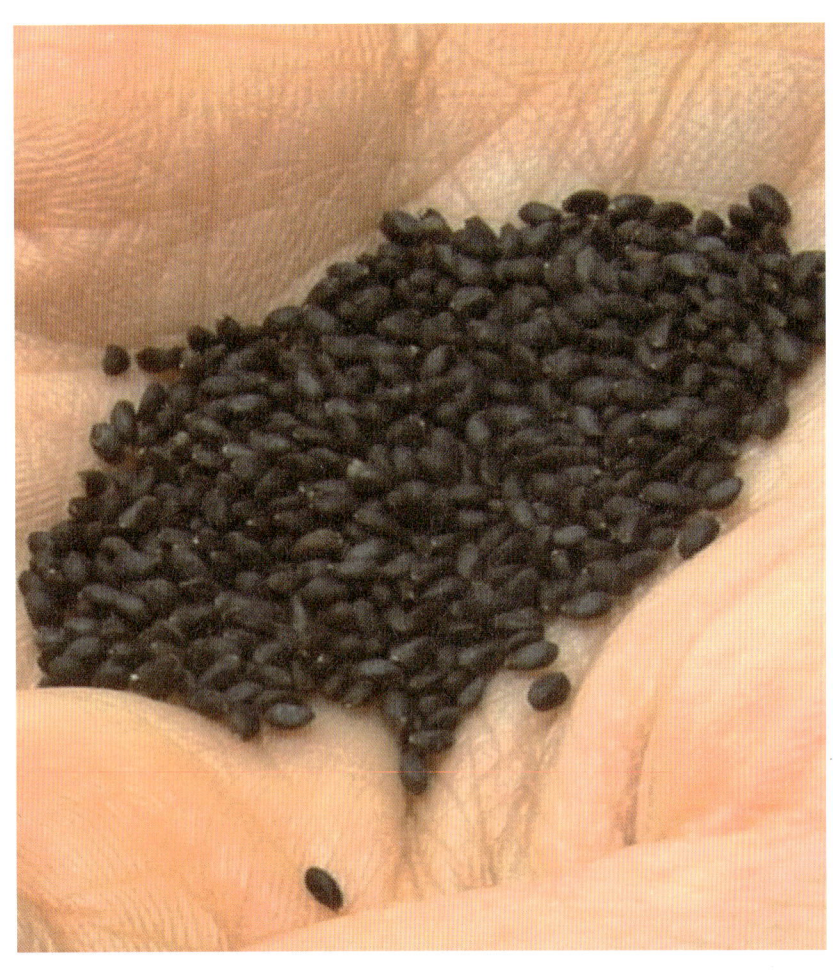

식이요법으로 다이어트에 성공하다!

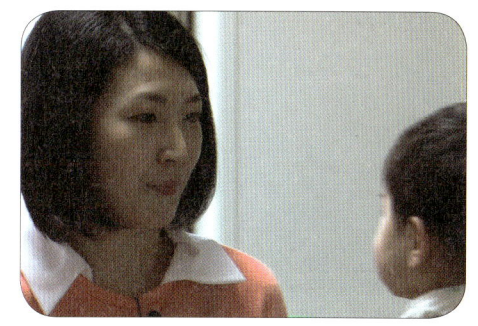

그런데, 아이를 낳고도 결혼 전보다 더 날씬한 몸매로 돌아갔다는 30대 주부가 있다.

"저는 임신할 때도 조산이 있어서 움직이질 못했어요. 먹기만 하고, 앉아있고, 누워서 자고 그 정도만 해서 남들보다 살이 좀 많이 쪘었어요."

첫 임신인데다 조산의 위험이 있어 무조건 잘 먹기만 하고 운동은 전혀 하지 못했다는 정민영 씨.

"이 때 보면 임신 2개월 때 벌써 58.6kg가 나갔었거든요. 이때부터 계속 찌기 시작했다가 이 때 마지막 쯤 되면서 70kg까지 쪘었죠."

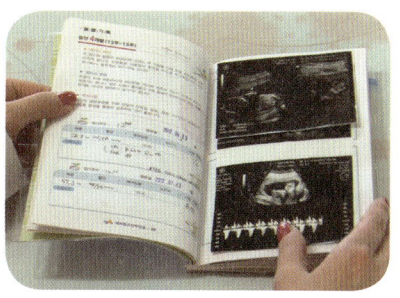

| 산모수첩

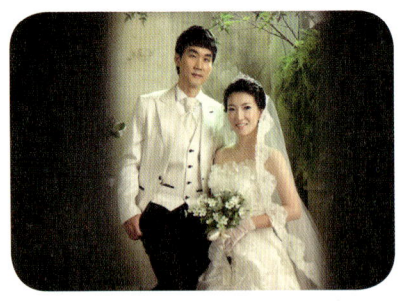 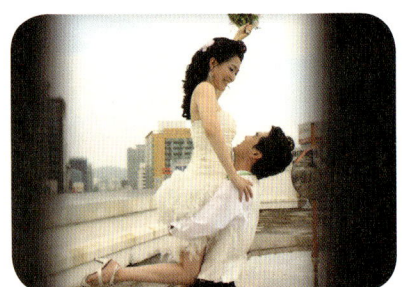

| 결혼사진

결혼 할 당시만 해도 50kg 초반의 날씬한 몸매였다는 정민영 씨. 그러나 아이를 가지면서 급격히 찐 살은 출산 이후에도 빠질 기미가 보이지 않았다. 출산 이후에도 임부복을 입고 다녀야 했다는 그녀. 사실 살이 빠지지 않는 데는 그만한 이유가 있었다.

"예전에는 머슴밥처럼 수북하게 담아서 먹는 게 한 끼였어요. 야식 같은 것 있잖아요. 치킨, 족발 이런 걸 많이 먹었었거든요. 밤 10시만 되면 왜 이렇게 배가 고픈지 그리고 광고에서 보면 치킨에 맥주 먹고 족발에 소주 먹는 거 나오잖아요. 그런 걸 보면 못 참았어요. 전화기 눌러서 시켜

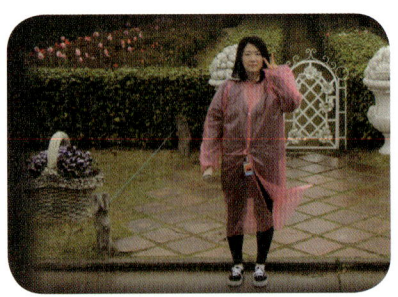 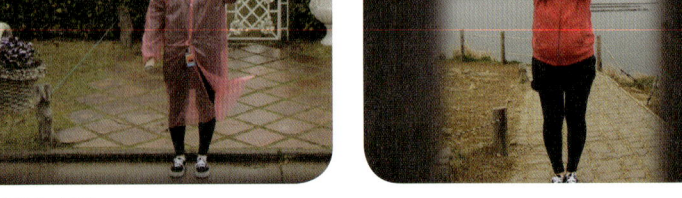

| 결혼후 사진

서 먹고."

다이어트를 결심했지만, 힘든 육아로 운동은 꿈도 꿀 수 없었고 하루하루 체중은 늘어만 갔다.

"일단은 저는 먹는 양을 줄이는 게 급선무였던 것 같아요. 움직이는 건 둘째 치고. 배고픈 걸 잘 못 참으니까. 그래서 식사량을 줄이는 걸 습관화하는 게 급선무였던 것 같아서 식사량부터 조절해보자 해서 시작하게 되었어요."

식사량을 조절하면서 한동안 65kg에서 멈춘 몸무게가 점점 움직이기 시작했다. 이제는 자신 있게 체중계에 올라서는 그녀.

현재는 55kg으로 정상체중을 되찾은 상태였다. 운동도 따로 하지 않고, 오로지 식이조절로만 살을 뺐다는 정민영 씨.

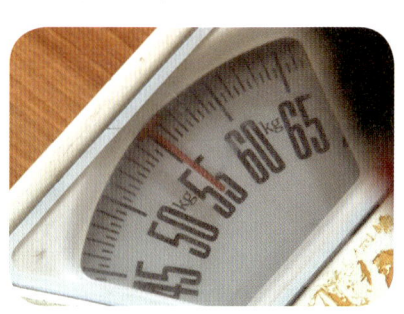
| 감량후 몸무게

그녀의 요리법에는 어떤 특별한 비법이 있는 것일까?
그런데 정민영 씨는 샐러드를 비롯해 모든 요리에 검은 깨 같은 것을 듬뿍 뿌리고 있었다.

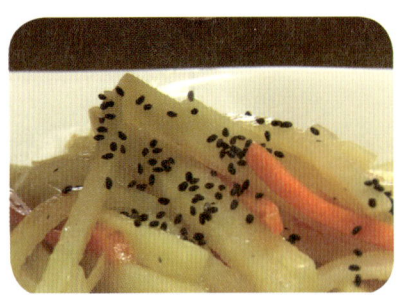
| 바질씨앗이 뿌려진 음식

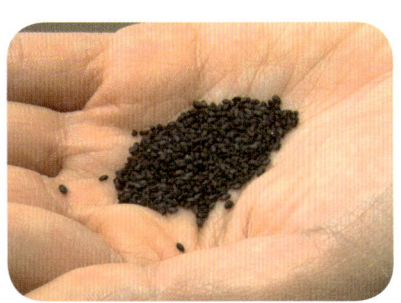
| 바질씨앗

"이건 깨가 아니에요. 깨랑 비슷하게 생겼는데 검은깨는 아니고요, 바질 씨앗인데요. 제가 이걸 먹고 다이어트에 성공했어요."

검은 깨 보다 약간 큰 검은 알갱이.

"이게요. 흔히 먹는 스파게티 피자에 많이 쓰이는 향신료 같은 건데요. 냄새 맡아보면 향기도 좋고 향신료로도 많이 쓰이는 바질이라는 식물이에요. 요리할 때는 바질 잎을 쓰지만 저는 씨앗을 먹어요."

바질은 주로 인도, 이집트 등의 열대지역에서 자라는 허브다. 향신료인 바질의 잎은 이태리 요리에 주로 사용된다. 그런데 최근에는 바질의 씨앗이 주목받기 시작했다.

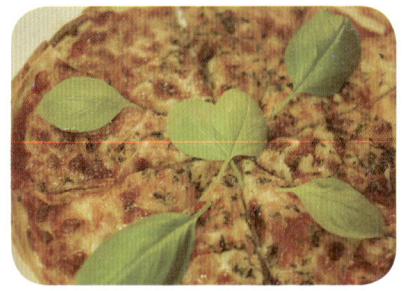
| 바질의 쓰임새

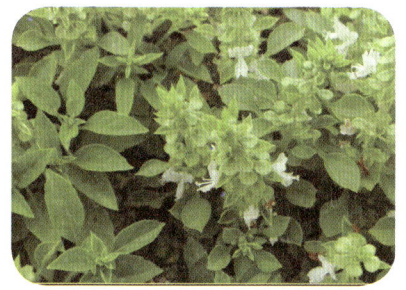
| 바질 잎과 꽃

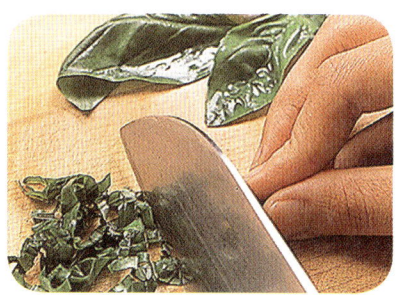
| 바질 잎으로 요리중

"바질 씨앗은 영양학적으로 아주 좋은데 특히 비타민E, 항산화제인 토코페롤이 많이 다량 함유되어있고요. 비타민 외에도 우리 몸에 필요한 무기질들이 많이 들어있고 특히 물속에서 녹을 수 있는 수용성 식이섬유소가 들어있어서 우리 몸 안에 있는 독소들을 제거하는데도 아주 뛰어난 식품이 되겠습니다."

김영성 교수 / 신한대학교 식품영양학과

정민영 씨의 식이조절을 도와 다이어트 성공할 수 있게 했다는 바질 씨

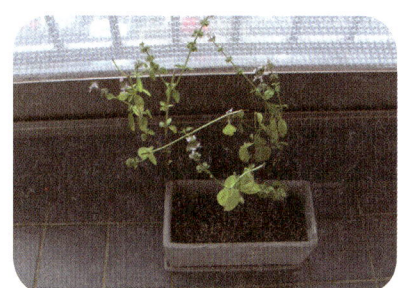

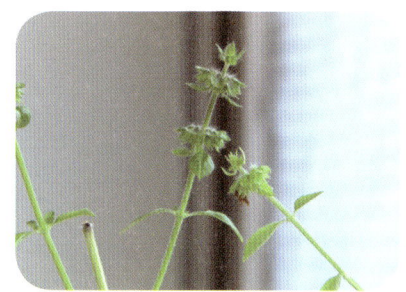
| 베란다에서 바질을 기르는 주인공

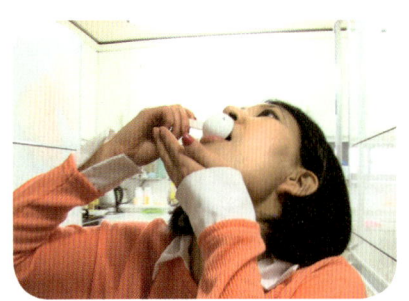 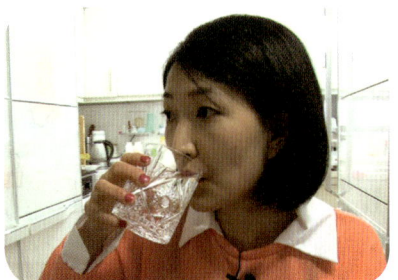

| 바질 씨앗을 먹는 주인공

앗. 정민영 씨는 이 바질을 베란다에 직접 심어 기르고 있었다.

먹는 방법은 너무나 간단했다. 밥 먹기 30분 전, 바질 씨앗을 한 숟가락 떠서 입에 넣고, 곧바로 물을 마시기만 하면 된다.

"이걸 조금만 먹어도 포만감이 들기 때문에 식사량을 조절 할 수 가 있죠."

씨앗 한 숟가락으로 배가 부르다? 보기에는 한 접시를 다 먹어도 배가 차지 않을 것 같다.

"이걸 다 먹으면 큰일 나요. 지금은 씨가 이렇게 작지만 여기서 수분이 닿으면 30배 커지거든요. 그래서 딱 한 스푼만 먹어도 충분해요."

바질 씨앗의 마법 같은 능력 덕분에 배고픔 없이 다이어트를 할 수 있었다는 정민영 씨. 정말 그녀의 말이 사실일까, 실험을 해 보았다.

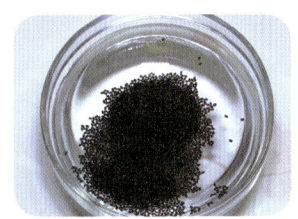 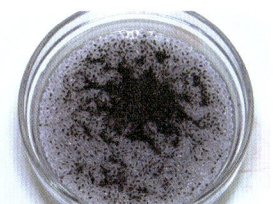 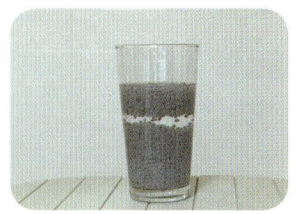

| 10분후 지나자 불어있는 바질씨앗

실제로 바질 씨앗을 물에 넣자, 순식간에 불어난 씨앗의 크기! 씨앗 주변에 하얀 막이 생기는 것이 마치 개구리 알을 연상케 한다. 물에 넣고 10분이 지나자 30배 이상 커진 바질 씨앗.

이것이 과연 살을 빼는데 도움을 준 것일까?

"이 식이섬유소가 물속에서 들어가면 아주 끈끈한 물질로 되어서 이게 대장까지 내려가는데 시간이 오래 걸립니다. 그래서 우리가 위에서 머무르는 시간이 길기 때문에 배고픔을 잊을 수 있고 또 내려가면서 그냥 내려가는 게 아니라 끈끈한 성질이 뮤코 단백질 성분들인데 뮤코 성분들이 우리 위장에 대장, 소장에 붙어있는 나쁜 독소들을 제거해주는 디톡스의 효과도 있는 아주 좋은 식품이 되겠습니다."

김영성 교수 / 신한대학교 식품영양학과

정민영 씨는 밥 먹기 전 바질 씨앗을 먹음으로써 포만감이 들어서 저절로 먹는 양을 조절할 수 있었다고 한다. 바질 씨앗을 먹고 나서부터 실제로 밥 양이 3분의 2가 줄었다. 무엇보다 배고픔의 스트레스 없이 식사량을 줄이는 다이어트를 지속할 수 있어 좋다고 한다.

그렇다면 그녀처럼 바질 씨앗을 꾸준히 먹는 것만으로도 다이어트 효과가 나타날 수 있는 것일까?

"식사량을 줄이는 것이 정말 어렵습니다. 그게 다이어트 성공의 관건이겠죠. 초반에 뇌에서 평소 식사량을 기억을 합니다. 그런데 평소 식사량보다 적게 들어오면 뇌에서 알람이 울려요. 그런데 2주 정도 지나면 안정화됩니다. 일정한 양으로 2주 정도 먹게 되면 뇌에서 '이정도로 계속 들어오는구나, 난리치지 않아도 되는구나, 내 몸이 생존하는 데 부족하진 않겠구나' 그렇게 안정이 됩니다. 그런데 식사량을 일정하게 유지하는 게 본인은 힘이 들어요. 그 때 바질을 사용해서 포만감을 느껴서 뇌에서 알람이 울렸을 때 찾는 포식성을 줄이는 데는 도움이 될 것 같습니다."

김성훈 내과 전문의

그런데 다이어트 효과를 높이기 위해서는 바질 씨앗을 먹는 방법이 중요하다고 한다.

"바질 씨앗은 삼투압 작용으로 씨앗이 불어나기 때문에 음료보다는 물에 넣으면 더 잘 부풀어 오릅니다. 또한 바질 씨앗을 먹고 물을 마시는 것보다 불린 다음에 먹는 것이 포만감에 훨씬 도움이 됩니다."

김성훈 내과 전문의

바질씨앗에 대하여

바질
바질의 원산지는 동아시아이다. 바질은 민트 과에 속하는 1년생 식물로 이탈리아와 프랑스 요리에 많이 사용된다.

여러 가지 효능이 있는데 특히 약효가 있어 많이 찾는다. 주요 약효로는 두통, 신경과민, 구내염, 강장효과, 건위, 진정, 살균, 불면증과 출산 후 젖을 잘 나오게 하는 효능이 있고, 졸음을 방지하여 밤늦게까지 작업하거나 공부하는 사람들에게 좋다고 한다.

요리로 쓸 때는 바질 오일이나 잎을 그대로 사용 하는데, 토마토요리나 생선요리에 많이 사용된다.

바질 씨앗
바질씨앗은 수분을 머금으면 30배 가까이 부풀어 오른다. 포만감을 주어서 식사량을 줄이고 칼로리는 낮아 식이요법에 많이 사용된다.

주의점
하지만 수분 흡수율이 높아서 임산부나 수유중인 여성은 자궁수축을 유발할 수 있어 섭취하지 않는다. 출산 후, 수유기가 끝난 후, 다이어트용으로 섭취하는 것이 좋다.

섭취방법

(1) 한 수저를 물과 함께 먹는다. 물을 아주 많이 마셔주는 것이 좋다. 수분이 부족하면 위 속 체액을 흡수해 통증이 생길 수도 있다고 한다.

(2) 물 200ml에 바질 씨앗 1~2큰 술을 넣고 5~10분 동안 불린 후, 식사대용으로 먹는 것이다.

Chapter 04
숙변해소 다이어트

변(便)이 병(病)을 부른다?
숙변을 제거하라!

    건강을 위해 매일 섭취해야 식품들. 이 식품들은 우리를 살게 하고, 우리 몸의 병을 낫게도 하고 살이 빠지게도 한다. 그런데! 아무리 맛있고 건강에 좋은 음식도 몸속에 오랫동안 저장되면 병을 일으킬 수 있다. 소화된 음식물이 배출되지 못하고 장에 쌓여 만들어진다는 이른바, 숙변!
    그런데, 이 숙변이 몸 안에 독소를 만든다는 사실을 알고 있는지!
    숙변은 장 속에 머물고 있는 오래된 변으로 대변 찌꺼기라고 볼 수 있다. 하지만 이 숙변이 오래 되면 몸 안에 독소가 쌓여 여러 가지 질병이 생기고 살도 찔 수 있다고 한다.
    그런데 여기, 자신만의 비법으로 숙변을 없애고 건강을 되찾은 사람들이 있다. 내 몸을 치유하고 건강을 되찾는 중요한 열쇠가 된다는 숙변. 과연 숙변을 효과적으로 제거하는 비법은 존재하는 하는 것일까?

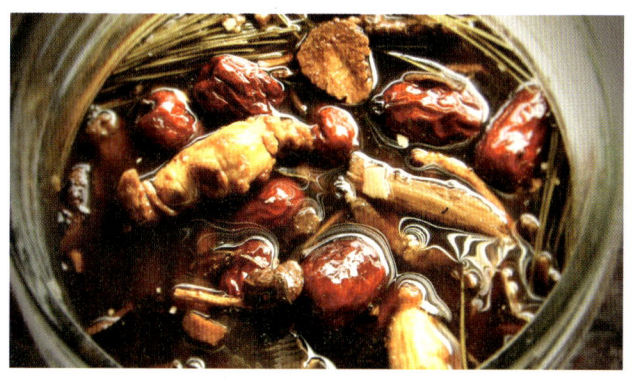

세포죽

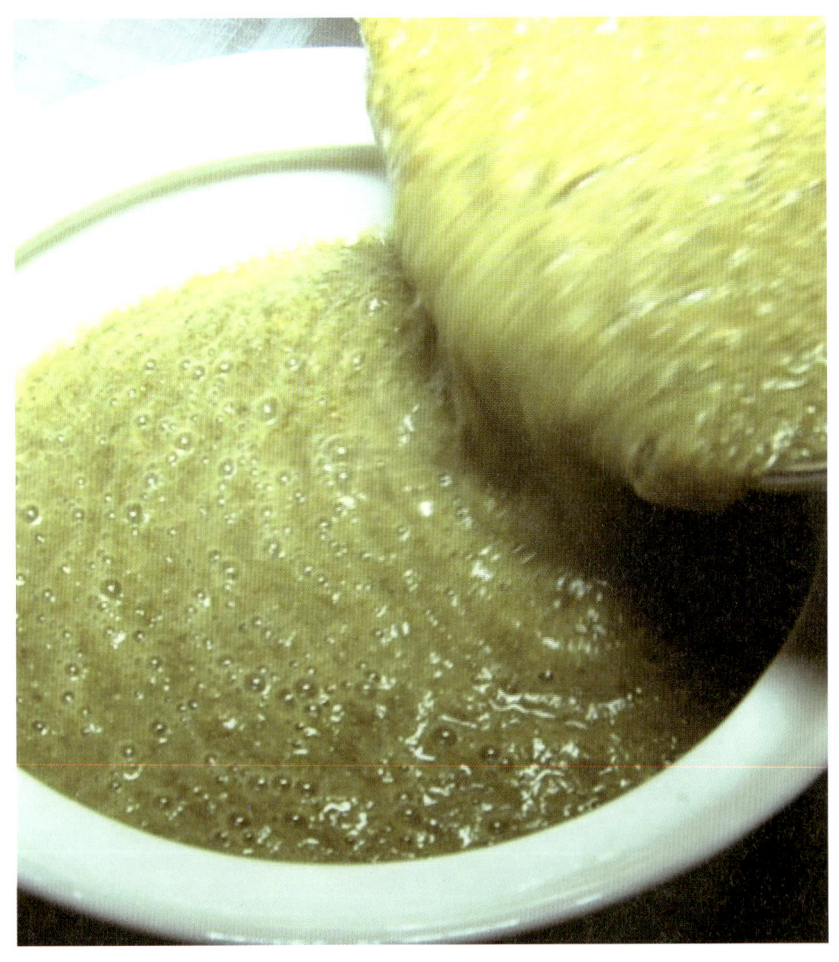

특별한 죽으로
변비를 해결하다

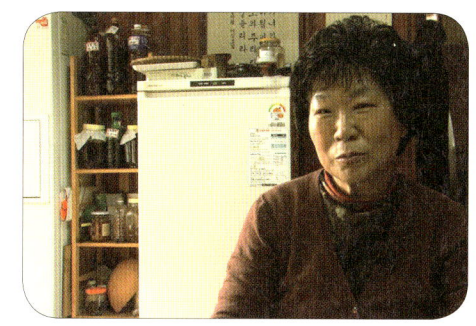

서울의 한 주택가. 이곳에서 우리는 살림 9단으로 소문난 30년차 주부, 문춘옥 씨를 만났다.

집안에 들어서마자 눈에 띄는 즐비한 발효액들.

"이거는 제 건강을 위해서 발효액을 담가놓은 거예요. 이거는 십전대보탕이라고 해서 여자들한테 좋은 거고, 여자들의 보약이라고 합니다. 이거는 탱자인데 장염이나 소화가 안 되는 사람한테 좋다고 해서 담가놓은 건데 우리 남편도 설사하거나 할 때 이걸 먹이면 금방 가라앉더라고요. 그래서 이걸 담가놓았습니다."

그녀의 보물 1호라는 발효액들. 직접 산과 들을 다니며 채취한 재료들로 정성스럽게 담갔다고 한다. 몇 년 전, 민간요법에 관심을 갖게 되면

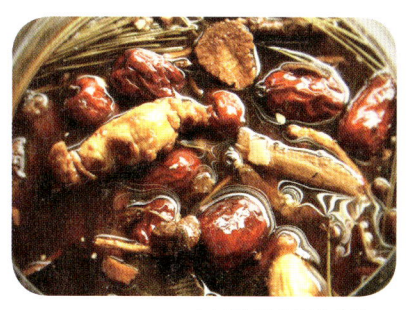

| 십전대보탕 발효액

서 약초와 음식에 대한 공부를 하기 시작했다는 문춘옥 씨. 여기에는 그녀만의 남다른 사연이 있다.

"제가 몇 년 전만 해도 몸이 굉장히 중증 환자다 시피 했어요. 몸이 으슬으슬 춥고 또 감기 기운도 있고 소화가 안 돼서 병원에 갔더니 난소암 판정을 받은 거예요. 그래서 9시간 거쳐서 수술을 했습니다."

감기 기운으로 찾아간 병원에서 전혀 예상치 못했던 난소암 말기 진단을 받은 문춘옥 씨. 남들처럼 평범한 가정을 꾸리며, 건강하게 살던 그녀에게 난소암 판정은 큰 충격이었다. 그러나 거기서 끝이 아니었다. 더 큰 시련이 기다리고 있었다고 한다.

"제가 난소암 판정을 받고나서 직장도 잘라내고 비장도 잘라내고 자궁 적출도하고 그래서 다 끝난 줄 알고 치료가 다 된 줄 알았는데… 다시 1년 후에 임파선에 전이가 되서 이러다가 '이 암이 온몸에 다 퍼져서 내가 몇 개나 장기가 남을까, 아니면 다 없어져서 내가 가는 게 아닌가' 이런 생각까지 하게 돼서 너무 괴로웠습니다."

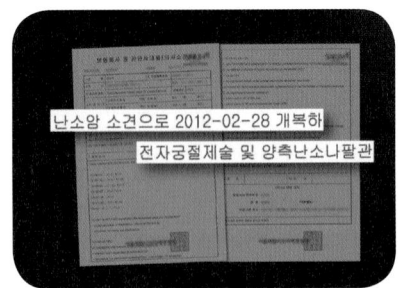

| 진단서

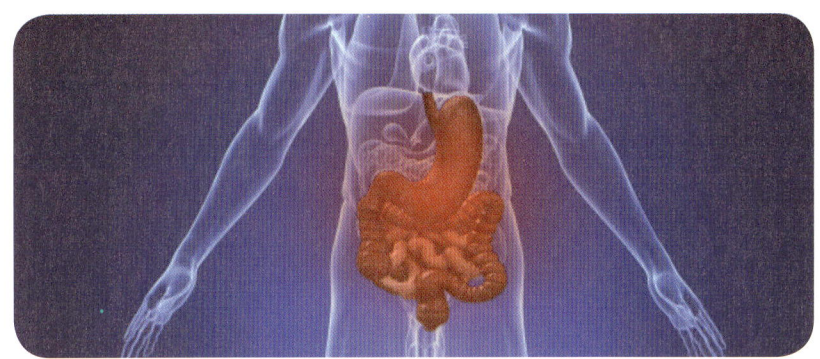

| 인체 CG

　난소와 자궁, 비장과 직장까지 모두 4개의 장기를 제거하는 것도 모자라 암세포가 임파선까지 퍼진 심각한 상황. 하지만 그녀를 가장 힘들게 한 고통은 따로 있었다고 한다.

　수술보다 더 혹독했던 항암치료. 몇 년이 지난 지금까지도 그 아픔이 고스란히 남아있었다.

　"그 항암치료 여섯 번하고 방사선치료 스무 번을 하자고 하더라고요.

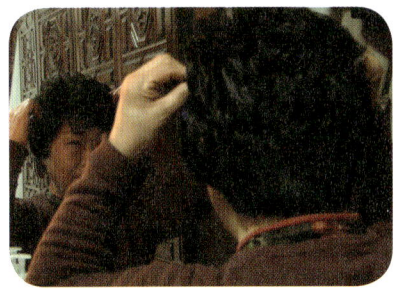
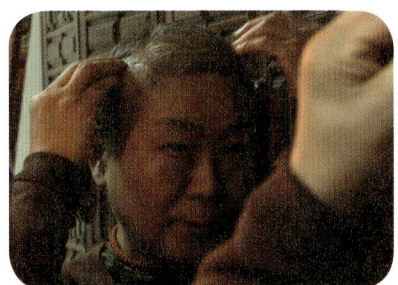

| 가발벗는 주인공

187

어느 정도 받다보니까 식도에 염증이 생겨서 너무 힘들었어요. 밥 먹기도, 물 넘기기도 힘들고. 지금도 그 생각을 하니까 제가 눈물이 나오네요. 정말 너무 힘들었어요. 재발 됐을 때는 충격도 더 컸고 이렇게 사는 게 사는 건가, 이렇게 사느니 차라리 죽는 게 낫지 않을까… 이런 생각도 하고 하늘만 바라보고 그런 생활을 많이 했죠."

삶의 의지도 약하게 만들었다는 무서운 항암치료. 항암제가 워낙 독하기 때문에 구토와 피부질환, 탈모 등의 부작용을 유발해 암 수술보다 더 힘든 것으로 알려져 있다. 그런데 문춘옥 씨의 경우, 전혀 생각지도 못한 고통이 따로 있었다고 한다. 항암치료를 시작하면서부터 날마다 따로 약을 챙겨 먹을 만큼 그녀를 괴롭힌 고통은 무엇이었을까?

"항암 맞고 난 다음에 변비가 굉장히 심하게 와요. 그래서 항암 환자들한테는 먼저 병원에서 변비약부터 챙겨주더라고요. 저도 한동안 변비약 없이는 화장실을 못 갈 정도로 굉장히 심했습니다. 항암을 맞고 나면 한 열흘 정도면 괜찮아지는데 변비는 날마다 화장실 갈 때마다 고통스러우니까. 변이 안 나온다는 게 겪어보지 않은 사람은 잘 몰라요. 굉장히 힘들어요."

항암치료를 하면서 극심한 변비가 찾아 왔다는 문춘옥 씨. 변비약 없이는 일상생활조차도 불가능할 정도였다.

화장실 가는 것이 고통 중에도 가장 큰 고통이었다는 문춘옥 씨. 항암

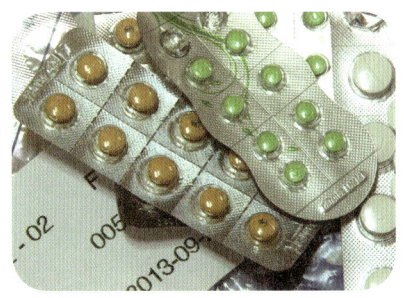 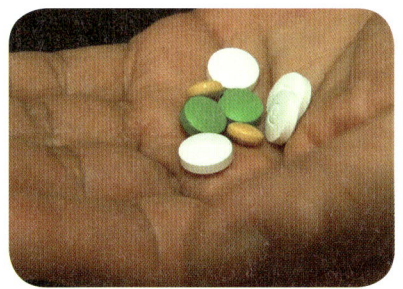

| 주인공이 복용하던 약들

치료가 왜 이런 심각한 변비를 유발했던 것일까?

"항암치료를 하게 되면 식욕이 떨어지고 또 구토 등을 하기 때문에 수분을 포함한 음식을 많이 먹을 수가 없어요. 그렇기 때문에 변비가 생기기도 하고, 또 항암제에 의해서 장 점막이 손상되기 때문에 장의 연동운동이 상당히 위축되게 됩니다. 따라서 장이 운동하지 못하기 때문에 변비가 될 수 있습니다."

이영석 외과전문의

배설작용이 원활하지 않은 대부분의 암 환자들은 주기적으로 관장을 해야 할 만큼 변비가 심각한 질병이라고 한다.

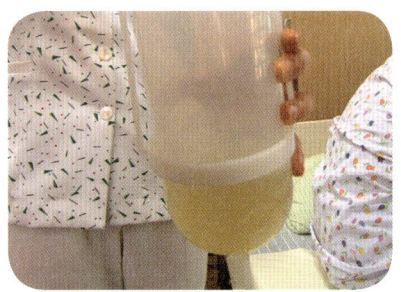

| 관장하는 항암환자

특히 항암치료의 부작용으로 인한 변비가 계속 되면, 장 속에 노폐물이 계속 쌓이게 되면서 결국 심각한 장 손상을 일으킨다. 이로 인해 면역력이 약한 암 환자들은 2차적인 감염 질환의 위험성이 높아질 수 있다고 한다.

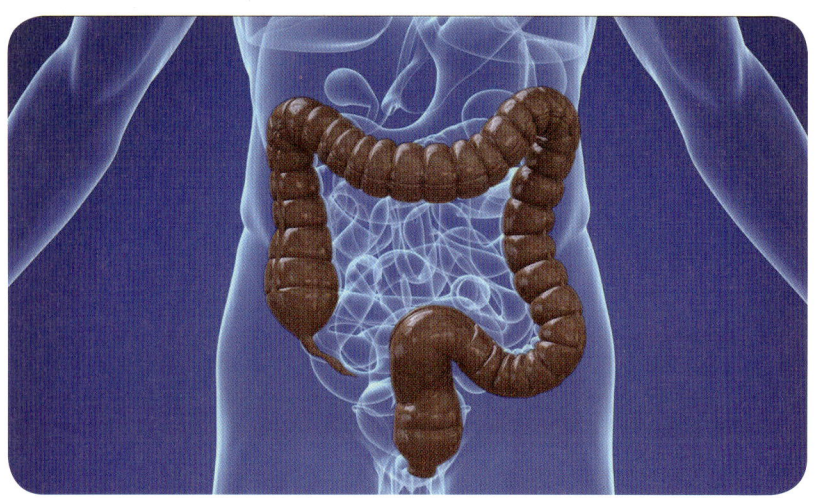

| 노폐물이 쌓인 모습

"변은 우리 노폐물이죠. 노폐물의 집합인데 여기에 나쁜 세균들이 많이 증식하니까, 장속에 오래 머무를수록 나쁜 세균이 모이게 되고 여기서 독소가 많이 생기게 되는 거죠. 그래서 변비가 심하면 숙변이 더 잘 생길 거고 그러면 독소가 온몸을 돌면서 여러 가지 염증성 질환을 일으키게 됩니다."

김진목 외과전문의 / 부산대학교 통합의학센터

변비 때문에 생긴 숙변이 병을 일으킨다!

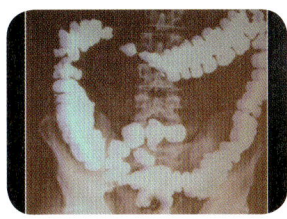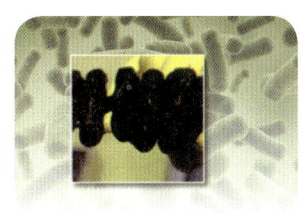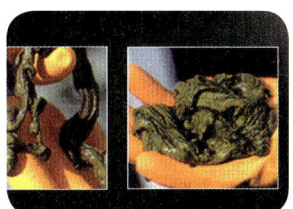

| 숙변 사진

변비가 계속 되면 장 속에 배출되지 못한 노폐물인 숙변이 쌓이는데, 이것이 건강을 망치는 '독소'의 원인이 된다. 문춘옥 씨 또한 이런 상태가 지속되면서 건강이 악화됐다.

"이게 숙변이 가득 찬 것 같은, 아랫배가 딱딱하면서 좀 뭐가 찬 것 같은 뻐근한 느낌이 들고. 변이 잘 나와야 사람들이 병이 없다고 하는데, 변이 안 나오고 차있으니까. 변이 안 나오니까 독소도 차있을 거고. 다른데 또 병이 생길까봐서 그게 더 걱정이 되더라고요. 변비가 있으면서, 관장도 하고 그게 싫으면 본인이 장갑을 끼고 파내는 사람도 있다고 하더라고요. 저도 비닐장갑 끼고 한 번 빼낸 적 있어요. 그 정도로 힘들어요."

몸에 가득 쌓여있는 숙변, 그것이 건강에 문제를 일으키는 근본적인 원인이라 생각했다는 문춘옥 씨. 그때부터 건강을 위한 공부를 시작했다.
그런데 정말 그녀의 생각대로, 변비로 인한 숙변이 질병의 원인이 될까?

"변비를 해결하지 않고서는 어떠한 질환도 나을 수 없습니다. 대장암이나 직장암 같은 직접적인 것도 있지만, 그 외 여러 가지 암 독소를 간에서 해독하기 때문에 변비가 오래 되어 독소가 많이 생기게 되면 간에 부담이 되게 됩니다. 모든 질병치료의 기초는 변비를 해결하는데 있다, 이렇게 말해도 과언이 아닙니다."

이영석 외과전문의

그런데, 현재 문춘옥 씨는 그 끔찍한 변비에서 탈출을 했다!

"아휴. 시원하다. 이렇게 시원할 수가 없어요. 지금은 화장실 가는 게 너무 행복해요. 지금은 바나나처럼 아주 길게, 물이 안내려갈 정도로 길게 나와요. 한 번에 딱 보고 나옵니다. 한 번에 원 샷이에요."

한 번 걸리면 좀처럼 낫기 힘들다는 변비. 그녀는 어떻게 극복한 것일까? 자신만의 특별한 건강 비결이 있다는 문춘옥 씨. 그녀가 매일 만들어 먹는 이것이 바로 비법이라는데!

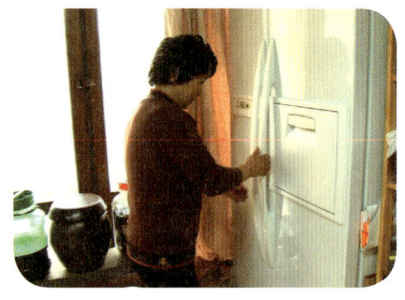

걸쭉하게 보이는 이것은 죽?

| 세포죽 꺼내는 주인공

"이걸 그냥 죽이라고 하면 죽이 섭섭하다고 해요. 이건 죽이 아니고요. 이건 내 몸을 살려주는 세포죽입니다."

이름도 생소한 세포죽! '세포죽'이라고 불리는 이것의 실체는 대체 무엇일까?

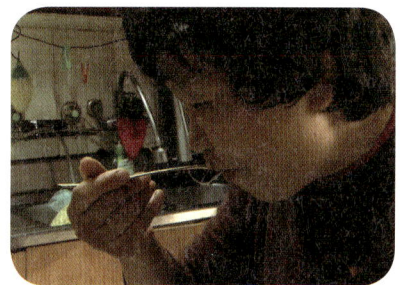 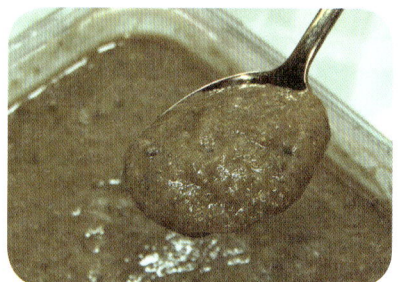

| 세포죽 먹는 주인공

"이거는 제가 아는 지인한테 어떤 약사님을 소개받아가지고 그 약국에 가서 이 비법을 알아가지고 온 거예요. 그 약국에 가시면 아마 알 수 있으실 거예요."

요리하는 약사를 만나다!

세포죽의 정체를 찾아 도착한 곳은 충청북도 충주.

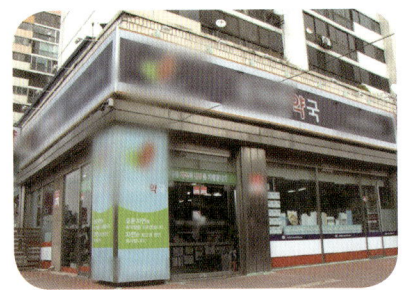 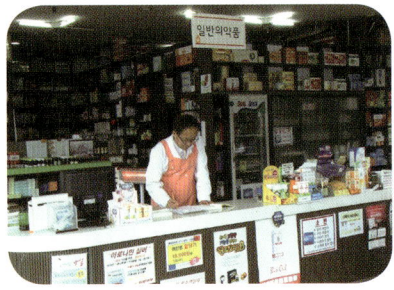

| 요리하는 약사의 약국

한 아파트 단지에 위치한 약국을 찾았다. 겉으로 보기에는 우리가 알고 있는 평범한 약국의 모습이었다.

그런데 이 때, 어디선가, 앞치마를 두르고 등장하는 한 남성! 그 모습이 자연스러워 보인다. 혹시, 앞치마를 두른 이 남자가 이 약국의 약사?

"네, 맞습니다. 앞치마를 메고 요리하는 약사입니다."(한형선 약사)

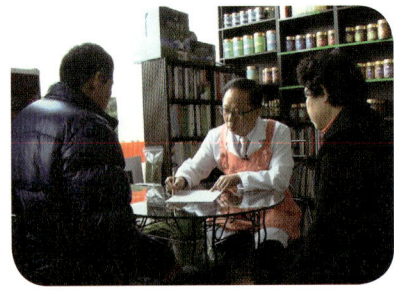 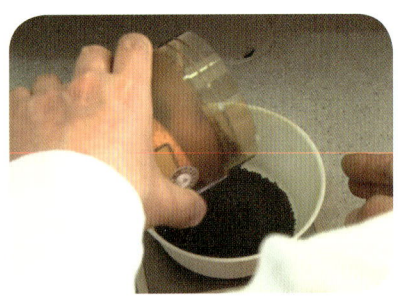

| 상담하는 약사 | 약 제조하는 약사

요리하는 약사, 한형선! 이곳에서는 소문난 약사다.

일반 약국처럼 병원 처방도 하지만, 남들과는 다른 특별한 처방을 한다는데. 그를 찾아오는 환자 모두에게 증세와 체질에 따른 상담을 진행한다는 한형선 약사. 과연, 그는 어떤 처방을 하는 것일까?

"사과하고요, 바나나, 양배추, 브로콜리, 토마토가 무게로 같은 무게예요. 이 콩을 여기다가 넣어서 삶아서 같이 드셔도 되고요. 밥 위에다가 낙지를 썰어서 넣고 거기다가 바나나를 조금 썰어서 드시고요. 그렇게 영양밥을 만들어가지고 양념장 맛있게 해가지고 그것을 자주 좀 드셔주세요." (한형선 약사)

그의 특별 처방은 다름 아닌, 환자 개개인의 체질과 건강 상태에 따른 맞춤형 음식이다. 약사가 약이 아닌, 음식 비법을 소개하는 게 낯설지만 찾아오는 환자 중에는 중증 환자들도 많다고 한다.

"항암치료를 거의 5년 동안 쉬지 않고 쭉 했는데 내성이 생겨서 항암제를 바꾸다 보니까 이제 와서는 거의 항암제 쓸 약이 별반 없다고 해서, 음식으로 고칠 수 있는 방법이 없을까 해서 왔어요."(이윤영 씨/ 간암 환자)

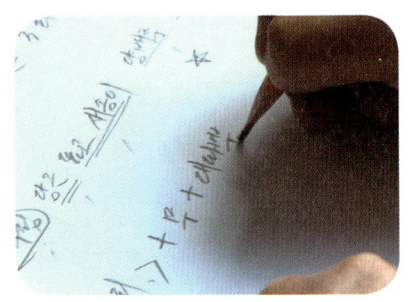

| 처방전을 쓰는 한형선 약사

암 환자들부터 함부로 약을 먹으면 안 되는 임산부까지 수년 동안 음식을 처방했다는 한형선 약사. 약사인 그가 약 대신, 음식을 선택한 이유는 무엇일까?

"음식은 말하자면 내 몸이죠. 결국 내 몸을 만들어내는 것은 음식이 만들어 내는 것이니까. 그래서 어떤 재료를 집어넣어서 내 몸을 만들어 갈 것인가, 이것은 대단히 중요한 것 같고요. 지금 내 모습은 최소한 지난 2년 동안 내가 먹어온 음식물의 결과물이다, 저는 이렇게 생각합니다. 나쁜 음식 먹으면 당연히 몸이 나빠지고 좋은 음식 먹으면 당연히 몸이 좋아지고, 건강이 지켜질 거다 이렇게 생각합니다."(한형선 약사)

그렇다면 그의 조제실은 어떻게 생겼을까?

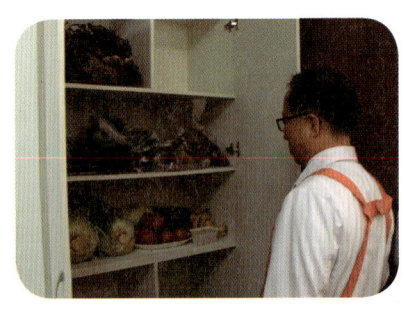

| 한형선 약사의 조제실

약은 하나도 안 보이고 서랍마다 온통 채소와 과일로 가득했다. 20여 가지가 넘는 채소와 과일들로 약을 만든다는 한형선 약사. 그렇다면 문춘옥 씨를 끔찍한 변비에서 구해주

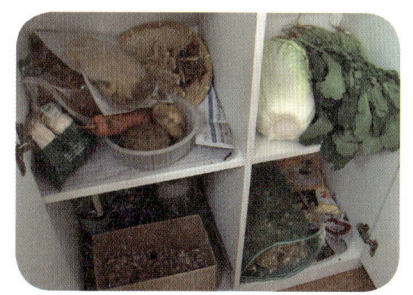 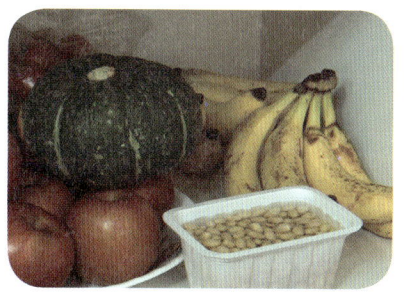

| 조제실에 정리된 과일들

었다는 세포죽의 재료도 여기에 있을까?

"이게 세포죽을 만드는 재료거든요. 그래서 세포가 좋아한다고 해서 제가 세포죽이라고 했습니다."(한형선 약사)

이 평범한 채소와 과일들이 바로 세포죽을 만드는 재료라는데. 그렇다면 그는 왜, 어떻게 해서 세포죽이라는 것을 만들게 되었을까?

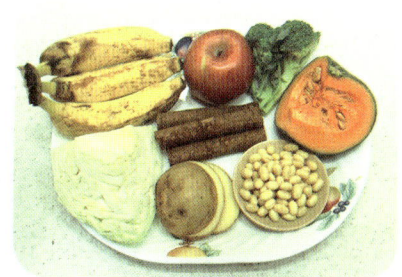

"현대인 대부분들의 장 속에 쌓여 있는 독, 또는 올바른 시간에 정상적으로 배변하지 못해서 생겨나는 숙변, 그로 인해서 생겨나는 독소. 이

| 세포죽 재료

런 것들이 전부 질병의 아주 커다란 원인으로 부각되고 있고요. 우리 몸이 건강해지려면 우리 몸의 인천공항과 같은 격인 장 건강이 매우 중요하다고 보고 있고요. 그래서 장 건강을 정상화 시켜주기 위해서 세포죽을 만들게 되었습니다."(한형선 약사)

우리 몸에서 면역력의 70%를 차지한다는 장! 장이 망가지면 면역력이 떨어져 질병이 오기 때문에 '세포죽'의 목적은 다름 아닌, 장에 병을 일으키는 숙변을 없애서 장을 튼튼하게 하는데 있다고 한다.

하지만 그가 처음부터 이렇게 숙변과 장 건강에 신경을 쓴 것은 아니다. 여기에는 남모를 사연이 숨겨져 있다.

"제 아이가 태어날 때 신장 한쪽이 제 기능을 하지 못해서 출생한 지 21일 만에 수술을 했습니다. 신장 한 개를 떼어내는 엄청난 수술을 하면서 제가 결심을 했습니다. 이 아이가 컸을 때 어떻게 건강을 염려하지 않

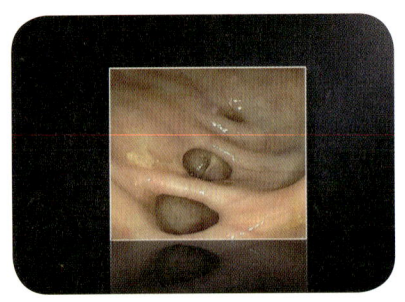
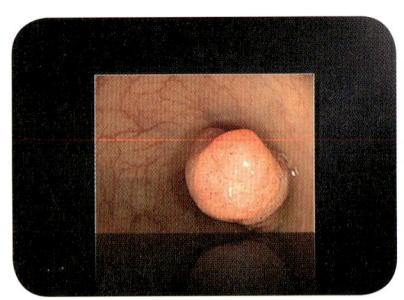

| 망가진 장의 모습

게 크도록 만들 것인가, 그게 제 숙제였기 때문에 다니던 직장 그만두고 약학 공부를 다시 시작했습니다."(한형선 약사)

생후 3개월 만에 신장에 장애가 생긴 아들을 위해 약사의 길을 택했고, 음식으로 하는 자연치유에 관심을 갖게 되면서 수 년 간 연구를 했다는 한형선 씨. 그가 처방한 음식을 먹는 환자들의 질병은 각각 다르지만, 반드시 공통적인 특징이 있다고 한다. 장 속의 숙변을 제거하고 몸 안의 독소를 빼야 한다는 것이다.

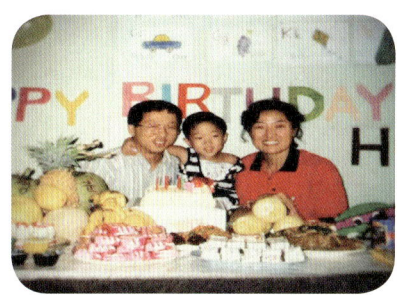
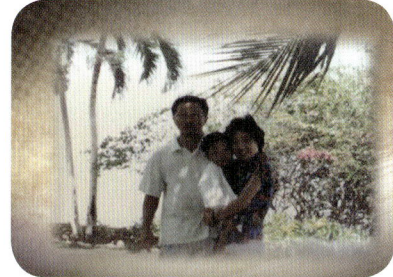
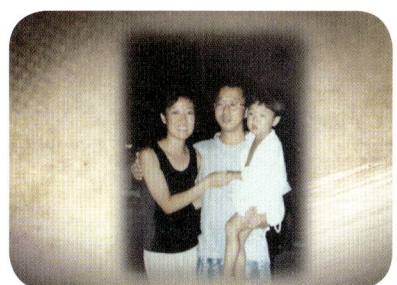
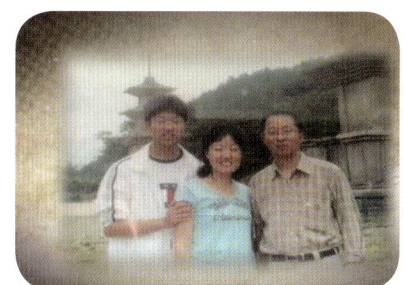

| 한형선 약사의 가족사진

"오래된 숙변을 제거하고, 장을 건강하게 만들기 위한 그런 레시피를 만들어 본 거예요." (한형선 약사)

그가 선택하는 음식 재료는 쉽게 구할 수 있는 평범한 채소와 과일. 하지만 그 안에 숨겨진 놀라운 효능이 있다고 한다.

"바나나 같은 경우는 미생물이 엄청 좋아하는 올리고당이 아주 충분히 들어있고요, 그 다음에 우엉, 이눌린이 많이 들어 있습니다. 장 미생물이 아주 좋아하는 올리고당이고요. 그 다음에 양배추에는 식이섬유도 많이 들어있지만, 미끌미끌한 점막을 강화시켜주는 비타민 U, 글루타민 이런 것들이 많이 들어 있고요. 숙변이나 변비뿐만 아니라 장 건강에 매우 유익한 음식이 되겠습니다."(한형선 약사)

숙변을 제거하고 장을 건강하게 하는 것이 바로, 병을 이기는 방법이라는 한형선 약사. 그렇다면 세포죽은 어떻게 만들까?

음식을 할 때는 장에서 흡수율을 높이기 위해 모든 재료를 30분 정도 삶아내는 것이 중요하다고 한다. 그리고 삶아낸 재료들을 분쇄기에 넣어 잘게 갈아내면 이른바, '세포죽'이 완성된다. 간편하게 만들어 먹을 수 있는 세포죽. 그런데, 자세히 살펴보니 우리가 흔히 알고 있는 '해독 주스'

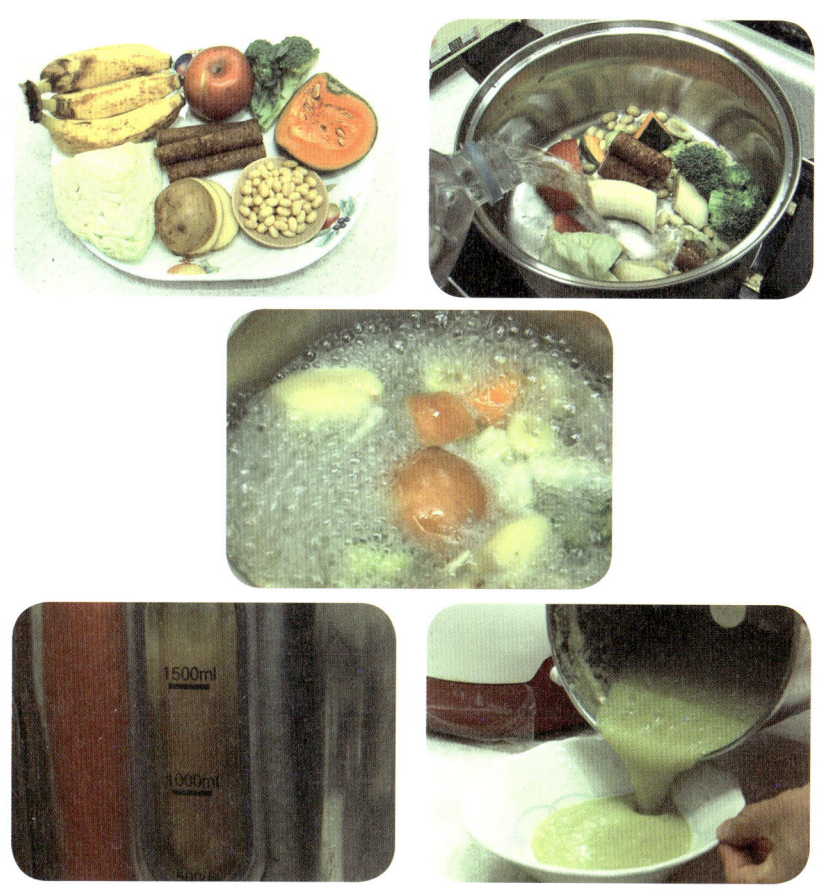

| 세포죽 만드는 방법

와 만드는 재료와 방법이 비슷해 보인다. 한형선 약사가 말하는 세포죽과 해독주스, 어떻게 다른 것일까.

"질환과 사람에 따라서 양과 재료가 다르게 들어가고요. 비슷해 보이지만 전부 개별성이 가능하고 질환 별로 달리 사용하는 그런 음식이다.

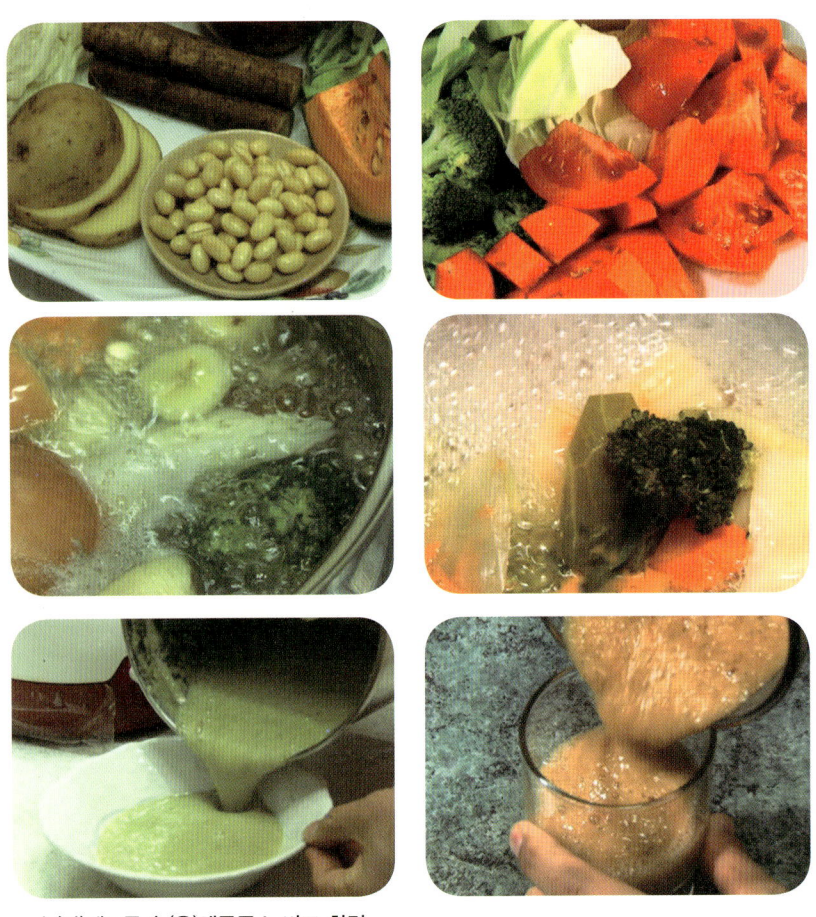

| (좌)세포죽과 (우)해독주스 비교 화면

이렇게 생각하시면 될 것 같습니다."(한형선 약사)

해독주스는 재료와 만드는 방법이 누구나 통일돼 있지만, 한형선 약사의 세포죽은 사람의 질병에 따라 재료와 만드는 방법이 다르다는 것이다.

"고혈압을 예로 들어보겠습니다. 고혈압은 우리가 소금을 적게 먹어야

지 된다. 소금이 고혈압을 만드는 거라고 알고 있지만 칼륨이나 마그네슘이 많이 들어있는 음식을 먹는 것이 훨씬 더 효과적이라는 내용은 일반인들은 잘 모르시죠. 칼륨과 마그네슘이 많이 들어 있는 음식에는 바나나가 있습니다. 또 피를 맑게 하는 성분 재료는 콩이 있습니다. 또 덩어리가 진 피를 부시고 어혈을 없애주는 재료 중에 미나리가 있습니다. 그래서 바나나, 콩, 미나리를 전부 삶아서 갈아서 드시게 되면 이게 혈압약이 되고 혈압을 도와주는 그런 음식이 되는 거죠."(한형선 약사)

염분을 줄여야 하는 고혈압 환자들은 칼륨과 마그네슘이 풍부한 바나나와 콩, 감자와 해조류를 먹게 되면 염분 배출을 돕게 돼 건강에 이롭다는 것이 그가 말하는 세포죽의 원리다.

당뇨 환자 같은 경우는 혈당관리가 중요하기 때문에 혈당을 천천히 올리는 단호박과 현미, 그리고 피를 맑게 해주는 콩과 사과 같은 재료를 선택해 먹으면 도움이 된다고 한다.

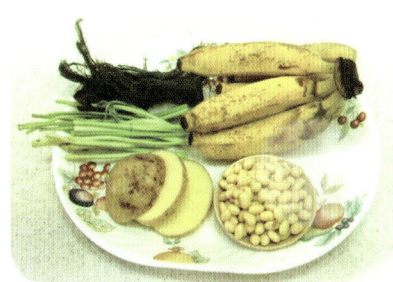

| 고혈압에 좋은 세포죽 재료

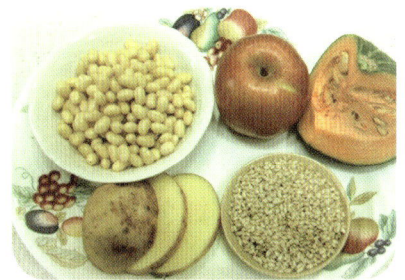

| 당뇨에 좋은 세포죽 재료

문춘옥 씨를 살린 기적의 세포죽

그렇다면 난소암으로 인해 면역력이 떨어지고, 극심한 변비에 시달렸던 문춘옥 씨의 세포죽은 어떻게 만들어질까?

그녀가 가장 중요하게 생각한 것은 다름 아닌, 이 해조류다.

"이게 저만의 비법인 파래예요. 이게 제 세포죽에서 가장 중요한 역할을 합니다."

그녀가 먹는 세포죽에서 가장 중요하다는 파래! 파래에는 칼륨과 요오드가 풍부하며, 갯벌에서 자라기 때문에 미네랄이 어느 해조류보다 풍부한 것으로 알려져 있다.

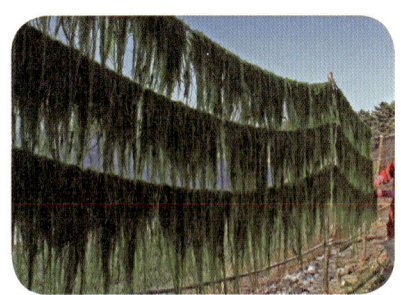
| 파래

"파래는 일단 무기질이 굉장히 풍부한 대표적인 알칼리 식품이라고 할 수 있는데요. 특히 철분이 많이 들어 있어서 빈혈에 굉장히 좋은 식품입니다. 그리고 파래에는 알긴산이라는 식이섬유가 풍부한데요. 알긴산은 장의 연동운동을 촉진시켜주기 때문에 변비나 숙변 제거에도 상당히 도움이 됩니다."

심선아 / 한국식영양연구소장

문춘옥씨의 세포죽 만들기

재료 : 우엉, 바나나, 당근, 파뿌리, 양배추, 브로콜리, 말린 표고버섯, 단호박, 시래기 무청

우엉, 바나나, 당근, 파뿌리, 양배추, 브로콜리, 말린 표고버섯, 단호박, 시래기 무청 등 무려 16가지의 재료가 들어간다. 재료들을 활용하는 방법에도 문춘옥 씨만의 비법이 있는데 양파와 바지락, 파뿌리, 무, 다시마로 육수를 먼저 끓이는 것이다.

"우엉도 흙만 깨끗이 씻어서 껍질은 벗기지 않고 들어가요. 모든 과일이나 재료는 껍질에 영양가가 많이 있다고 하니까. 양파도 육수를 낼 때 항상 껍질까지 같이 넣고요."

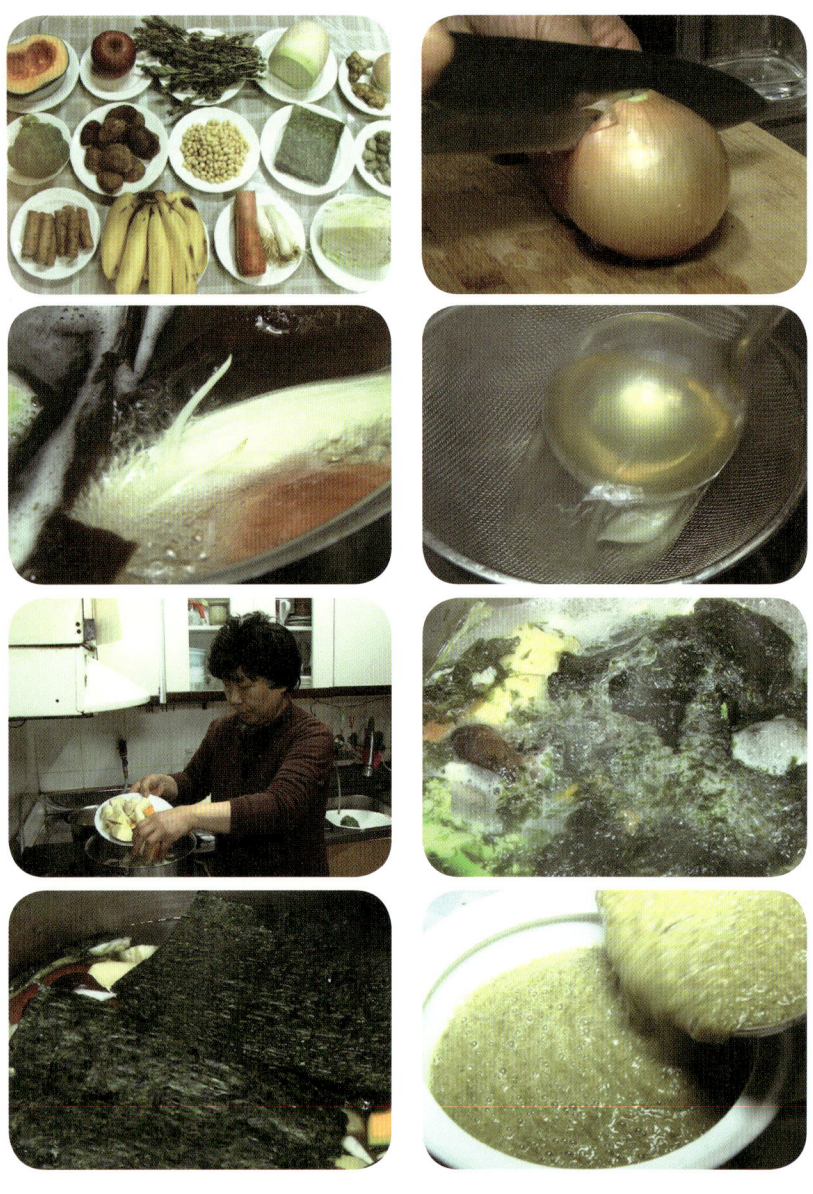

세포죽

본격적으로 세포죽을 만들기 시작하는 문춘옥 씨.

재료의 껍질을 까지 않고 육수를 내는 것이 문춘옥 씨만의 비법이다! 껍질을 까지 않은 이 재료들을 약 30분 동안 푹 끓여내면 감칠맛도 나고 영양도 좋은 육수가 완성된다.

그런 다음 국물만 따로 모은다. 이는 채소를 끓이면 나오는 국물 안에 좋은 성분들이 다 모이기 때문이라고 한다.

"육수를 내는 것은 양파에 있는 유황 성분 같은 것을 뽑아내고 다시마에 있는 미네랄 성분을 뽑아내기 위해서 끓이는 겁니다."

일반 맹물에다가 재료를 삶는 것보다, 이렇게 육수를 따로 우려내면 맛도 좋고 재료 간에 서로 부족한 영양소를 채워줄 수 있어 좋다고 한다.

그다음, 그녀가 가장 중요하게 생각하는 재료인 파래는 가장 마지막에

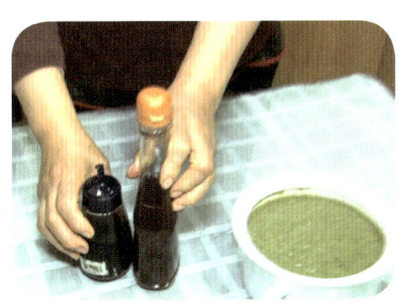

듬뿍 넣어준 다음 30분 정도를 푹 삶아준다. 그런 다음 분쇄기에 육수와 모든 재료 넣고 갈아주면, 문춘옥 씨만의 세포죽 완성! 문춘옥 씨에게 이 세포죽은 항암치료로 인해 생겨

난 변비와 면역력을 높여주는 건강 비법이다.

그런데 여기에 중요한 또 한 가지가 있다. 세포죽을 그냥 먹지 않고 간장과 식초를 한 수저씩 뿌린 다음 냉장고에서 3일 동안 숙성한 후 먹는 것이다. 이는 간장과 식초가 세포죽의 발효를 도와 영양을 극대화하기 때문이라고 한다.

"적은 양으로 고 기능의 어떤 효능을 갖게 만드는 것이 약이라고 한다면, 음식은 성분을 가지고 있지만 많은 양은 안 들어 있기 때문에 그것을 보완하고 약이 되게 하려면 흡수율을 극대화 시켜야 되는데요. 효과를 극대화 시키는 방법 중 가장 좋은 것이 날것으로 먹는 것보다는 삶아서, 삶아서 먹는 것보다는 갈아서, 갈아서 먹는 것 보다는 거기다 식초나 간장이나 발효식품과 같이 혼합해서 먹었을 때 흡수율이 훨씬 높아지는 거죠. 그랬을 때 비로소 음식에서 약으로 바뀔 수

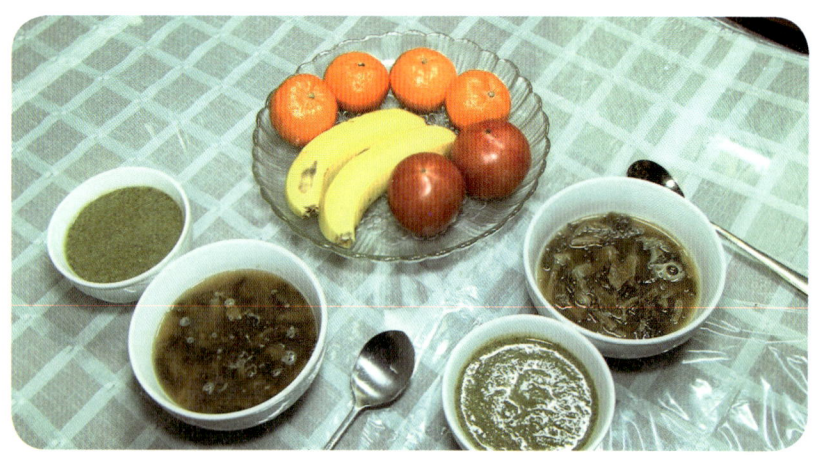

| 완성된 세포죽 밥상

가 있는 겁니다."

한형선 약사

매일 밥 대신 세포죽과 시래기 된장국으로 한 끼 식사를 한다는 문춘옥 씨. 세포죽 한 그릇에 들어있는 영양분이 암환자였던 그녀의 일상을 변화시켰다고 한다.

"이게 죽 형태라고 보니까 내가 잘 넘기게 되고 3일 정도 먹으니까 피부도 좋아지고, 기운도 나고. 또 이걸 먹다보니까 배변도 잘되고 그렇게 되니까 면역력도 올라가고, 헤모글로빈 수치도 올라가고. 고지혈증이나 간수치 이런 게 다 정상으로 나왔어요. 정말 이 음식이 내 생명의 은인이라고 생각합니다."

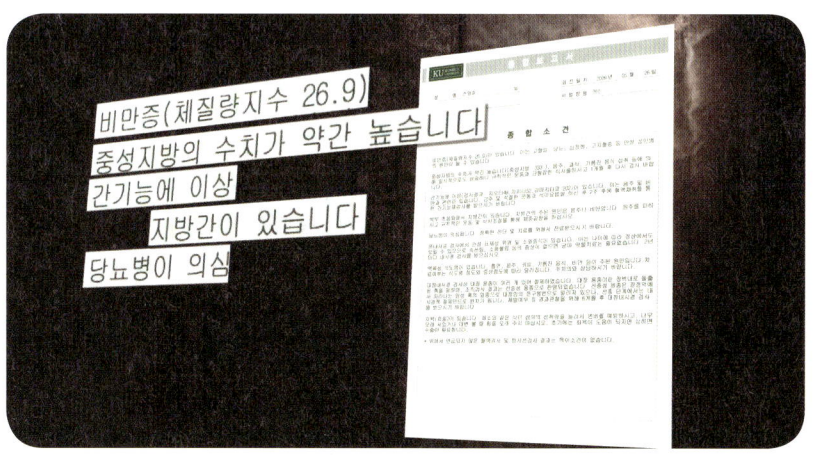

| 세포죽 복용 후의 검사

그런데 정말 거짓말같이, 세포죽을 먹은 뒤부터 빈혈수치도 정상에 가까울 만큼 회복되고, 모든 기능이 정상으로 돌아왔다고 한다. 더욱 놀라운 것은 3년 넘게 뇌경색 때문에 말도 못하고 거동이 불편했던 남편 역시, 세포죽을 먹고 몸에 변화가 생겼다는 것이다.

"다리에 힘이 없어서 예전에는 자꾸 넘어지고 그랬는데, 세포죽을 먹고 나서는 다리에 힘이 주어지고요. 우선 말을 할 때 발음이 좋아지니까 상대방하고 말하기가 훨씬 부드러워 진거죠."

채소와 과일, 해조류까지, 다양한 재료들을 삶고 갈아서 몸에 흡수율을 높여 만들었다는 세포죽. 과연 몸에는 어떤 작용을 한 것일까?

"장내 세균 층의 균형이 아무래도 중요합니다. 더불어서 해독작용을 하는 유산균의 먹이가 되는 채소라든지 과일들이 충분이 공급 되어야 하는데, 우리 사례자와 같은 경우에는 이것을 삶고 갈아서 섭취를 했기 때문에 미생물 섭취를 용이하게 돕고 장을 튼튼하게 해서 변비를 없애주고 여러 가지 질환에 도움이 된다고 할 수 있습니다."

김소형 한의사

숙변을 주의하라, 숙변 주의보!

건강한 사람들은 하루에 한 번 이상, 세 번 이하로 변을 본다. 대변 활동은 건강과 밀접한 연관이 있고, 변의 모양과 색깔만으로도 질병의 여부를 확인할 수 있다.

"우리는 변으로도 건강 상태를 알 수 있습니다. 주의해야 할 색깔이 있는데 검은색과 피가 섞여 나오는 것을 주의해야 하고 가장 많은 게 위궤양이라든지, 식도 정맥이라든지 이런데서 출혈이 되면 변이 검게 나올 수 있습니다. 변이 붉으면 출혈이 된다는 것인데 붉은 색이면 대장암과 관련이 많고 선홍색이면 치질과 관련이 많다는 이야기가 도는데 꼭 그런 것은 아닙니다. 왜냐면 누구나 얼마든지 선홍색 피가 나올 수는 있거든요."

남호탁 대장항문외과 전문의

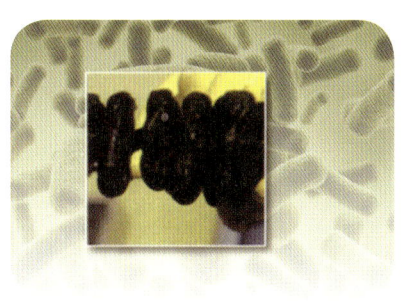
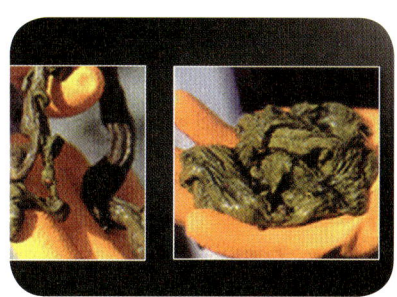

| 숙변 사진

변의 모양보다 중요한 것이 바로 색깔! 검은 변이나 피가 섞여있는 혈변은 내 몸이 보내는 적신호다. 그렇다면 내 몸의 독소, 숙변의 실체는 무엇일까?

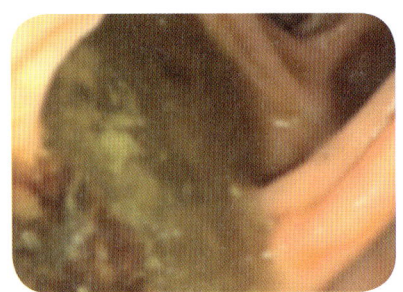
| 장에 붙어있는 숙변

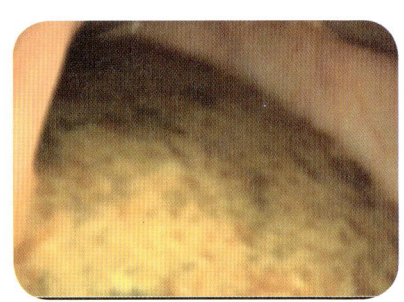
| 숙변 쌓인 모습

"숙변이라고 하는 것은 글자를 풀이하면 오래된 변을 말하는데요. 숙변의 개념은 단지 오래된 변뿐만이 아니라 유해산소, 유해 독소, 과산화 지질, 장내 유해균 또 특히 마지막 대사의 산물 노폐물까지 모두 통틀어서 장 점막에 달라붙어있는 상태를 말하는 것입니다. 모든 해독은 숙변을 제거해야한다는 개념입니다."

이왕림 / 고려대학교 의과대학 통합의학센터

그런데 '숙변'은 매일 정상적으로 변을 보는 건강한 사람들에게도 존재한다. 우리 몸에는 약 4kg에서 많게는 10kg 정도의 숙변이 쌓여 있다고 한다.

문제는 숙변이 오랫동안 쌓이게 되면 건강에 악영향을 미친다는 것이다.

"변 속에 있는 발암 물질이나 세균이나 독소 물질이 구멍이 뚫린 장 점막으로 흡수가 돼서 혈액으로 들어가서 우리 몸 전신을 돌아다니면서 우리 몸 세포와 조직에 질병을 일으키게 되는 거죠."

이영석 외과전문의

건강 회복을 위한 숙변 제거 프로젝트

그렇다면 정말, 몸속에 쌓인 숙변을 제거하는 것만으로도 건강에 큰 변화가 찾아올 수 있을까? 우리는 만성변비 환자인 주부 4명을 통해 확인해 보기로 했다.

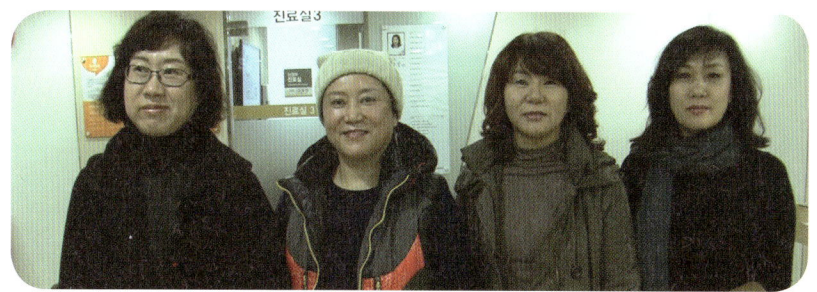

| 건강캠프 참가자들

"당뇨가 있는데요. 약도 타다 먹고 또 고지혈증도 있고, 변도 2~3일에 보고 한 번 보려고 하면 휴지에 피가 나올 정도로 고통스럽고. 그래서 정말 견딜 수 없어요."(건강 캠프 참가자 - 임유진 씨)

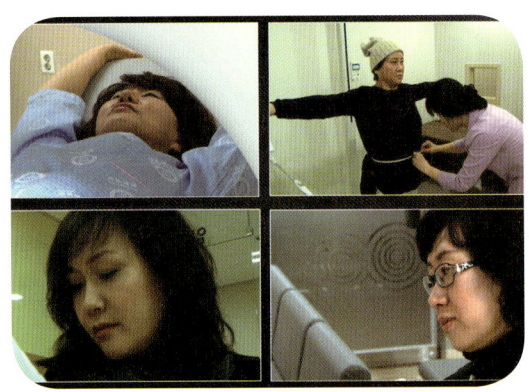

| 검사 받는 참가자들

"일주일에 한 번도 화장실에 안 갈 때도 있고요. 항상 배에 가스가, 독소가 차있는 느낌이 드니까 그것이 굉장히 불편하거든요, 생활하는데 늘 피곤하고 두통도 있고."(건강 캠프 참가자 - 신명희 씨)

오랜 변비로 쌓인 숙변 때문에 건강에 이상을 호소하는 주부들. 그녀들의 현재 몸 상태를 검사해 보았다. 그런데, 결과는 충격적이었다.

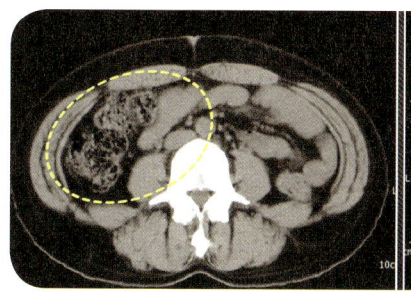 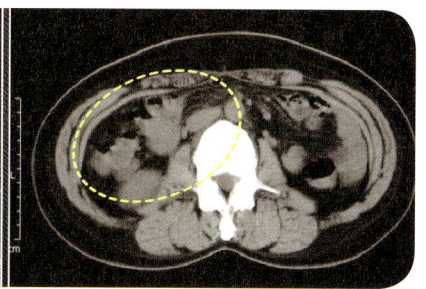

| 대변과 가스가 찬 복부 CT

"하얗게 있는 것들 이것이 장안에 있는 대변이거는요. 까만 건 가스고 하얀 건 변이라고 보시면 됩니다."

김양수 내과 전문의

복부 CT 검사 결과 대장에 대부분 대변과 가스가 가득 차 있었고, 게다가 주부 4명 모두 성인병을 동반하고 있었다.

"네 분 다 공통점으로 고지혈증이 있으시고요. 약물치료가 필요할 정도의 고지혈증이 있으시고. 일단 비만이고요. 그다음에 혈압도 조금 높으시고 당뇨도 있으시고. 그런 특징들을 가지고 있었습니다."

김양수 내과 전문의

만성 변비 환자 신명희 주부는 고혈압 증세를 보였고, 역시 고혈압 환자인 민란식 주부는 복부에 가스가 심하게 찬 상태였다. 평소 자궁이 안 좋고 변비 증세가 있던 이나경 주부는 고지혈증 증세를, 임유진 주부는

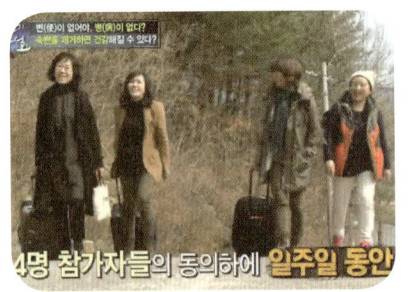
| 건강캠프에 참가한 참여자들

당뇨병이 심각했다. 그리고 실험 참가자 대부분이 혈관질환의 원인으로 주목되는 중성지방 수치가 위험군에 속해 있었다.

자, 이들이 이제 변비와 성인병에서 탈출하기 위한 숙변 제거 프로젝트를 시작한다! 과연, 숙변을 제거하면 이들이 건강을 되찾을 수 있을까?

우리는 4명의 실험 참가자들의 동의하에 일주일 동안 숙변을 없애고, 몸을 해독하는 건강 캠프를 진행해 보았다.

이번 건강 캠프는 숙변 제거가 곧 몸의 해독이 된다고 강조한, 일본 니시 박사의 자연요법에 중점을 두고 진행이 되었다.

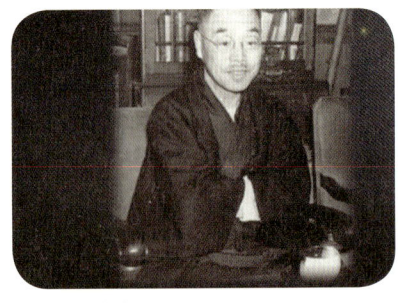
| 니시박사

숙변을 제거하기 위해서는 먼저, 장을 운동 시키는 것이 중요하다. 우리는 니시 박사가 개발한 붕어 운동을 통해서 장의 움직임을 활발하게 만들었다.

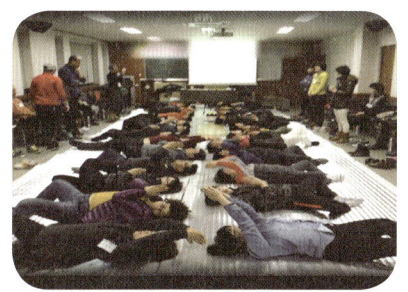 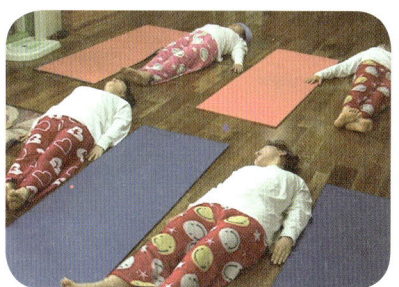

| 붕어운동

그리고 장을 청소하는 방법으로 전문가가 특별히 제안한 방법이 있었는데 그것은 다름 아닌, 정체불명의 하얀 가루와 물을 마시는 것이었다.

정체불명의 하얀 가루가 바로 장을 청소하는 핵심 재료라고 했다. 하얀 가루는 혹시, 변비약의 일종인 것일까?

"이것이 아유로베다식 장 청소 프로그램입니다. 인도에서 유래된 아유로베다식 장 청소는 하얀 가루를 먹어서 장을 청소 하는 겁니다. 이

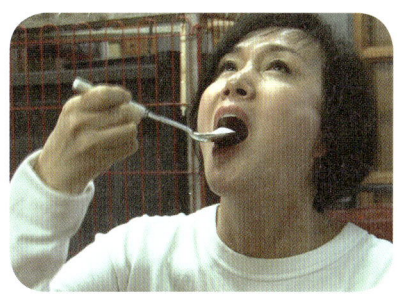 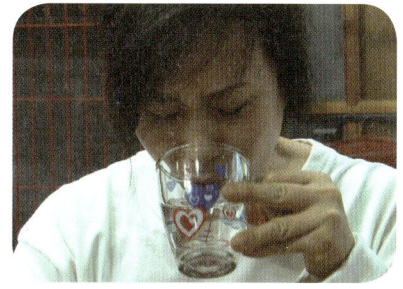

| 가루 마시고 물 마시는 참가자들

217

하얀 가루는 바로 소금입니다."

박대철 건강캠프 도우미

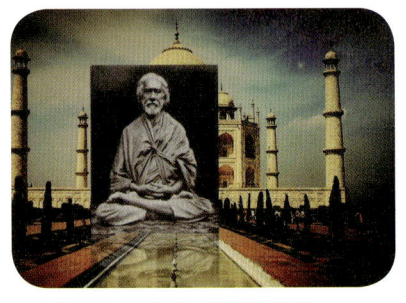 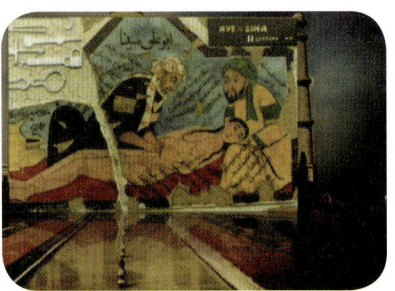

| 인도의 동의보감 〈아유르베다〉

인도의 '동의보감'으로 통하는 건강 서적 〈아유르베다〉!

여기에는 일명, '소금물 장 청소' 비법이 강조돼 있다. 소금물 장 청소는 해독 전문가들 사이에서도 보편적으로 쓰이는 방법이지만, 부작용이 있을 수 있으므로 반드시 전문가와 상담이 필요한 방법이다.

"소금물 장 청소는 소금이 들어가서 수분을 많이 끌어당겨 변이 물러지게 해서 결국은 오래된 변하고 주변의 배설물이 나오게 하는 치료입니다. 이러한 치료법들은 변비 치료로 사용할 수 있는데, 단지 우려가 되는 것은 생리식염수보다 높은 농도라서 혈압이 높아지거나 나

트륨 배출하면서 칼슘이 함께 나
가 골다공증이 생길 우려가 있기
때문에 적정한 농도로 사용하셔야
합니다."

남지현 가정의학과 전문의

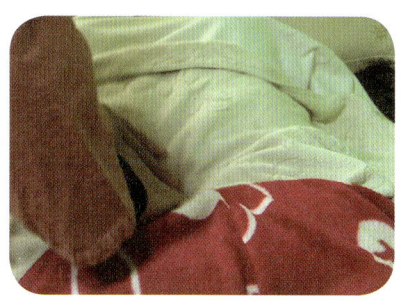

| 장 마사지하는 모습

이렇게 며칠 동안 장을 청소하면서 배를 시계 반대방향으로 돌려주는 장 마사지를 하면 더욱 좋다. 장 청소와 장 마사지, 우리 몸에 어떤 영향을 끼칠까?

"우리가 항상 중력에서 있기 때문에 우리가 나이가 들면 모든 것이 처지죠. 얼굴도, 배도 처지고 이렇게 하면 장도 처지게 되어있습니다. 이렇게 변형된 장의 형태를 장 청소를 해줌으로 해서 어느 정도 그 변형된 형태를 바로 잡아주는 그런 이점이 있습니다."

이왕림 / 고려대학교 의과대학 통합의학센터

나이가 들수록 장이 아래로 처지기 때문에 숙변이 더욱 많이 쌓이고, 장에 염증이 생겨 질병에 노출될 위험이 크다는 것이다.

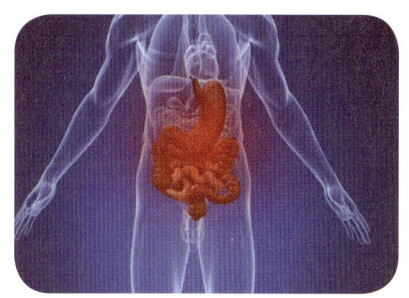

| 신체 하수 그림

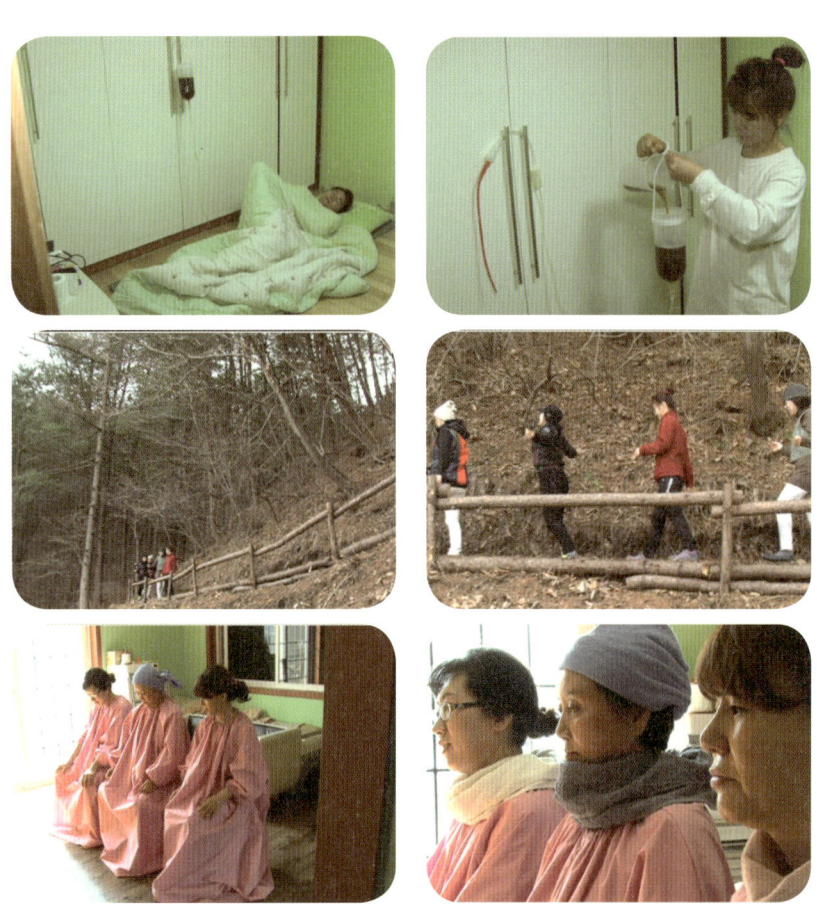

| 일주일동안 단식과 운동, 좌훈 관장하는 참가자들

건강 캠프에 참가한 주부들은 일주일 동안 단식과 운동, 좌훈, 관장 등의 프로그램을 소화했다.

또한 원활한 숙변 배출을 위해서 된장 찜질도 함께 진행됐다. 된장을 배에 발라 열을 가하면 된장이 지닌 염분과 미네랄 등이 장 속으로 침투

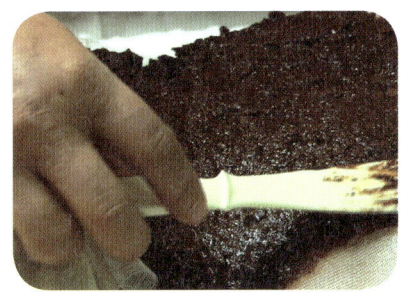 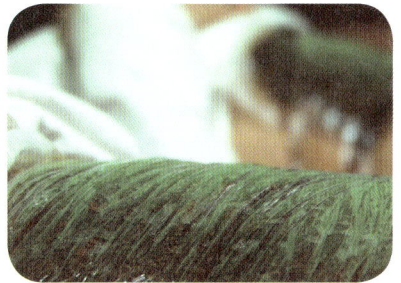

| 된장찜질

해 노폐물을 배출하는 원리라고 한다.

"된장은 먹어서도 장에 좋지만 발라서도 장에 좋을 수가 있습니다. 된장으로 숙성되는 과정에서 많은 열을 내는데 이 된장을 배에 바르고 랩을 씌우게 되면 그 온도가 장을 통해 흡수되면서 장의 노폐물 배출에 많은 도움을 줄 수가 있습니다. 그러나 주의할 점이 있습니다. 이 된장이 상처가 있는 곳에 들어가게 되면 세균감염으로 접촉성 피부염이 올 수도 있고, 피부가 민감한 분들은 피부 발진이 올 수 있으니 주의하시기 바랍니다."

김문호 한의사

이렇게 일주일간 진행된 장 건강 캠프. 과연 주부들에게는 어떤 변화가 찾아왔을까?

"지금 두 번째 화장실에 왔어요. 첫 번째는 그냥 보통 변을 보는 것처럼 했는데 두 번째는 대장내시경 때처럼, 약 먹고 하는 것처럼 시작됐어요."(건강 캠프 참가자 - 이나경 씨)

참가자들은 캠프 3일 이후부터 변을 원활하게 보기 시작했고, 몸에 변화를 느꼈다.

"네, 숙변이 있다고 생각해요. 왜냐면 이번 경험을 통해서 우리가 늘 보던 변 말고 뭐 코처럼 끈적끈적한 거, 여태까지 전혀 보지 못했던 그런 것들이 나오고 있거든요. 그런 것들이 숙변이구나, 하는 생각이 들어요." (건강캠프 참가자 - 민란식 씨)

"몸이 가벼워지고 배도 더부룩한 게 없어지고 속도 편하고 컨디션도 좋아지고. 다 좋은 것 같아요."(건강캠프 참가자 - 이나경 씨)

그렇다면 참가자들이 느끼는 것처럼 그들의 몸이 좋아졌는지, 일주일 동안의 캠프가 끝난 후, 우리는 주부들의 건강 상태를 확인해봤다.

"실험 전 CT고 실험 후 CT 인데요. 실험 전 CT를 보면 이렇게 하얀 부분이 장안에 차있는 변이고요. 까맣게 보이는 부분이 가스인데,

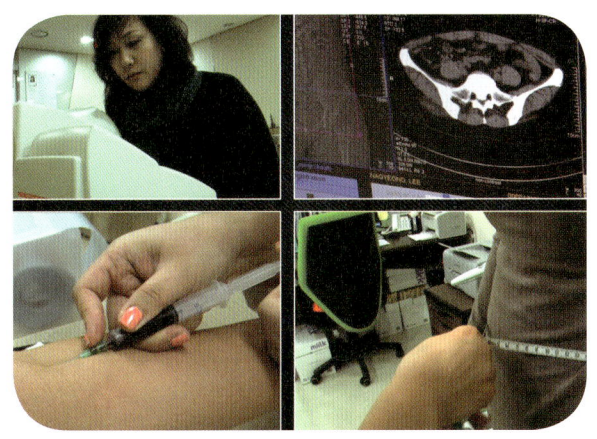

| 실험후 검사하는 참가자들

실험 후에 보시면 변이 많이 줄어들었고, 가스의 양도 많이 줄어든 것으로 봐서는 변의 절대량 자체는 의미 있게 줄어들었다 이렇게 말씀 드릴 수가 있을 것 같습니다."

김양수 내과전문의

복부 CT사진을 확인한 결과, 건강 캠프 전에는 가득 차 있던 가스와 대변이 건강 캠프 이후 확연이 줄어든 것을 확인 할 수 있었다.

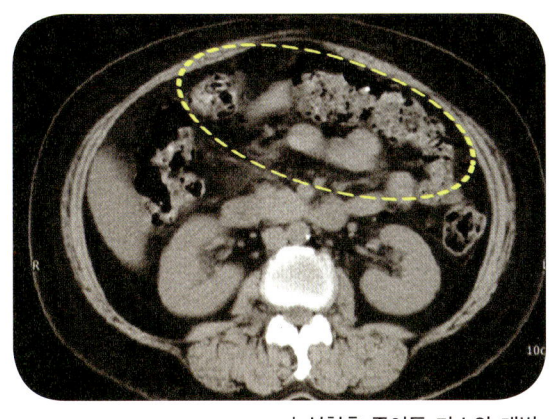

| 실험후 줄어든 가스와 대변

또한 고혈압 증세를 보인 신명희, 민란식 주부는 혈압이 떨어지고 체중이 줄었다.

이나경, 임유진 주부 역시 체중과 허리 사이즈가 크게 줄어드는 결과를 보였다.

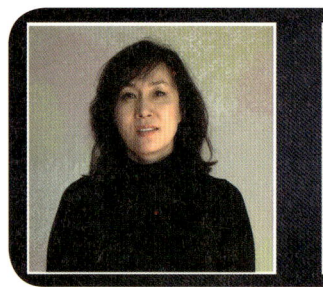 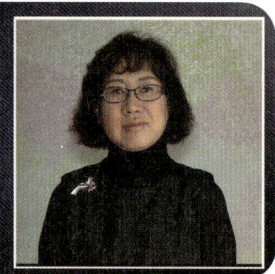

| 신명희, 민란식 주부

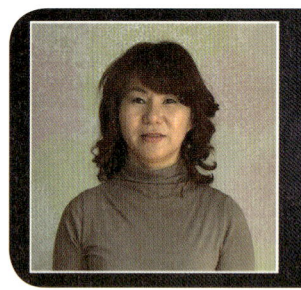 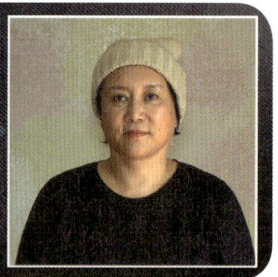

| 이나경, 임유진 주부

"제일 긍정적으로 받아들여야 할 것은 체중을 다 줄이셨다는 것. 허리둘레하고 체중을 많이 빼신 분은 7kg이상 빼셨고 허리둘레도 한

5cm 이상 줄어드셨거든요. 그게 가장 고무적인 변화라고 볼 수 있고요. 피검사에서도 말씀드린 중성지방 수치가 절반이상 떨어졌다는 것. 그런 측면에서 봤을 때는 운동이나 식이요법을 단기간에 걸쳐서 아주 잘하셨다고 볼 수 있습니다."

김양수 내과전문의

중성지방이란, 쉽게 말해 혈액 속에 떠다니는 지방으로 계속 방치하게 되면 고지혈증과 당뇨 등 성인병의 원인이 된다. 그런데 건강 캠프에 참여한 주부들 대부분이 숙변만 제거 했을 뿐인데 중성지방이 크게 줄어드는 놀라운 결과를 확인할 수 있었다.

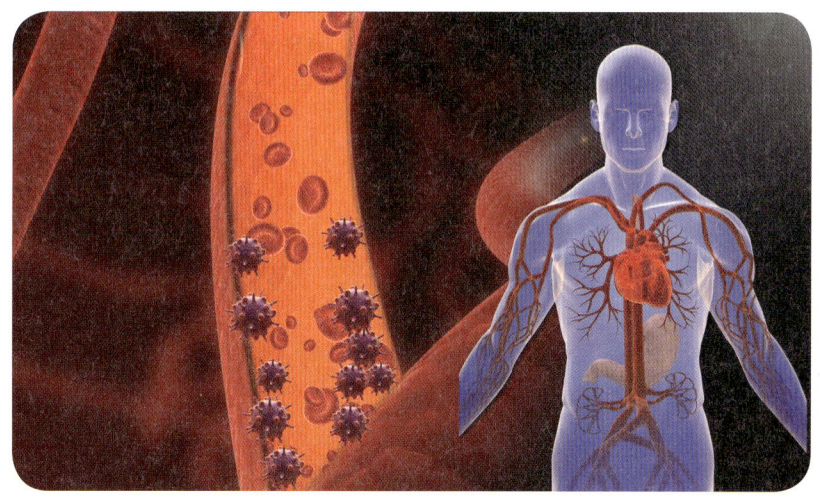

| 중성지방 CG

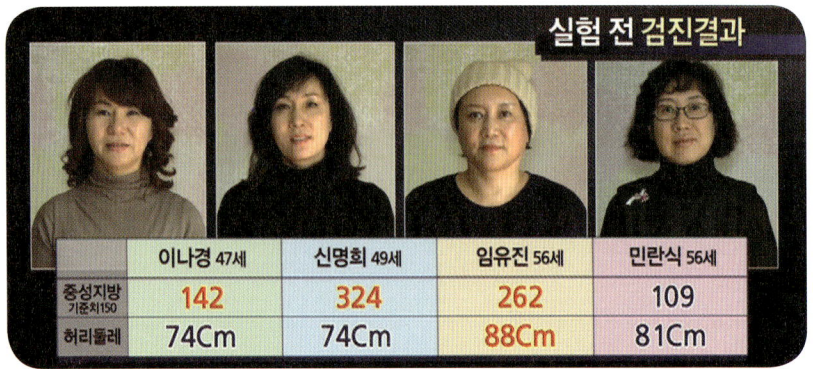

| 실험전 중성지방 검진 결과

그렇다면, 건강 캠프에 참여한 후, 대변 상태는 어떤 차이점이 있었을까. 대변 성분 검사를 해 보았다.

"이번 실험에서 예전을 살펴보면 유익한 균인 유산균의 수가 적었지만, 실험 후 검체에서는 유산균의 수가 10%정도 증가 된 것을 확인할 수 있었습니다. 장내 유익한 미생물인 유산균이 많이 나타나는 걸로 봐서 장내 환경도 많이 좋아졌다고 할 수 있겠습니다."

정범규 박사 - 이엠생명과학연구원

건강 캠프 후 대변에서 유산균이 많이 발견된 것은 장내 세균이 감소하고 대장 상태가 좋아진 결과라고 한다.

이들의 결과로 볼 때, 숙변을 제거하고 장을 청소하는 것은 건강을 회복시켜 주고 살을 뺄 수 있는 방법 중 하나라 할 수 있겠다. 그러나 숙변을 제거한다고 인터넷 상에 떠돌아다니는 방법들을 쉽게 선택해서 과감하게 시도해보는 것은 좋지 않다. 어떤 약이든, 식품이든 자신의 현재 몸 상태와, 체질과 맞는지 전문가와 반드시 확인해 보고 섭취해야 한다. 내 몸에 맞지 않다면 백약이 무효하다는 사실을, 오히려 생각지도 않게 몸을 망칠 수도 있다는 사실을 반드시 염두에 두어야 한다.

숙변 제거, 변비 탈출에 좋은 음식들

다시마
해조류에는 미네랄과 식이섬유가 풍부하게 들어있어 변비나 숙변 제거에 도움이 된다. 특히 다시마는 숙변 뿐 아니라 장 속에 남아있는 노폐물을 제거하고 장의 연동 운동까지 돕는다 하니 적절히 섭취하면 도움이 된다.

청국장
변비가 있는 사람이 청국장 가루를 섭취하는 것을 본 적이 있을 것이다. 청국장은 몸에 누적된 독소를 없애고 숙변 제거에도 탁월한 효과를 보인다. 뿐만 아니라 우리 몸에 상당히 좋은 식품이므로 많이 먹을수록 좋다고 할 수 있겠다.

토마토
토마토 역시 변비 제거나 숙변 제거, 독소 제거에 아주 좋은 식품이다. 토마토는 우리 몸 여기 저기, 다방면에 좋은 효과를 보이는 놀라운 식품이니 자주 섭취하는 것이 좋다.

Chapter 05
특별한 다이어트법

거꾸로 다이어트

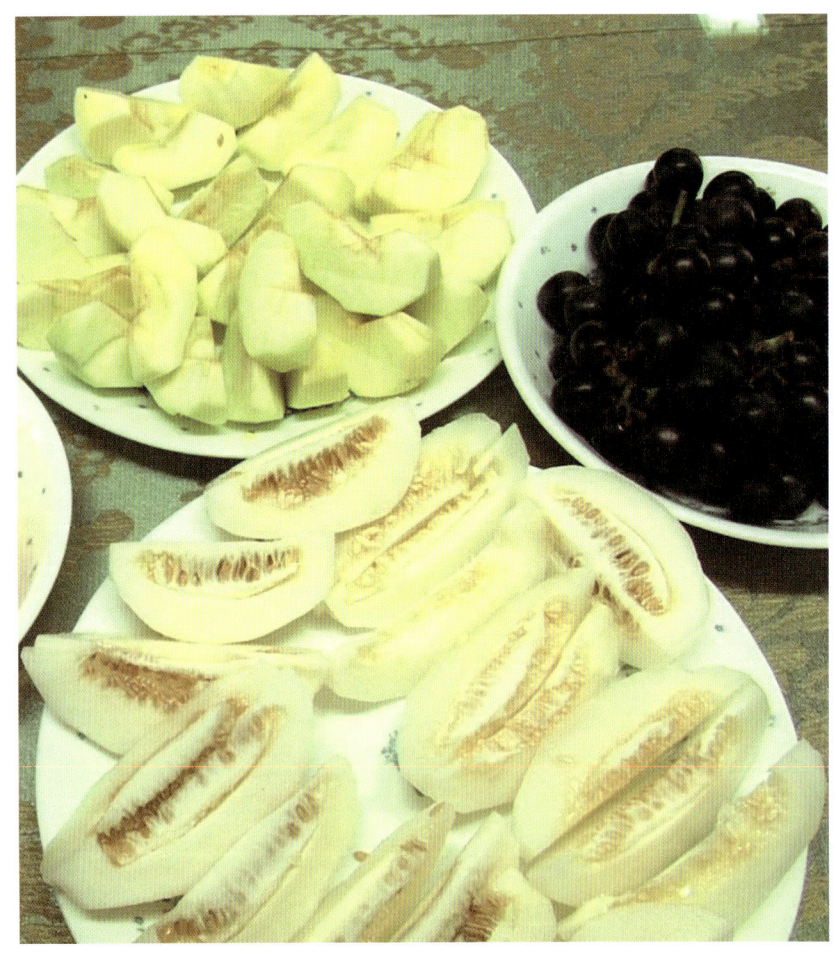

거꾸로 식생활로 비만에서 탈출하다

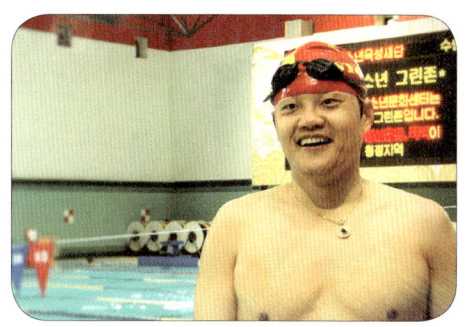

수원에 위치한 한 수영장. 이른 아침부터 몸매와 건강을 관리하는 사람들로 가득한데! 이곳에 특별한 변신을 한 사람이 있다고 한다.

"처음에 왔을 때는 거구였어요. 100kg이나 됐었는데 지금은 몸짱 됐어요."

비만에서 몸짱이 된 사람이 있다?

그런데 베테랑 수영 실력을 자랑하는 한 남자, 수영을 마치고 물에서 올라와 그 모습을 드러낸다. 탄탄한 몸매와 큰 키가 인상적인데. 그가 바

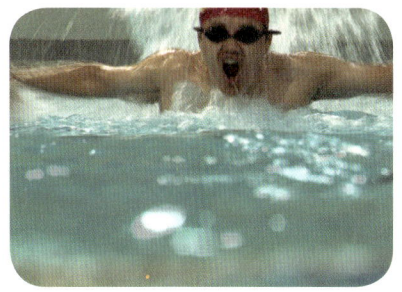
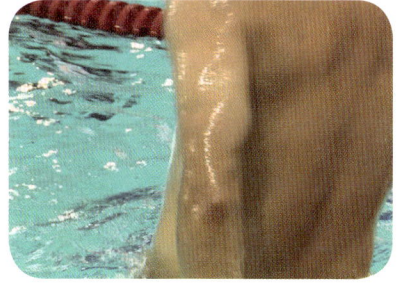

| 접영을 하고 올라오는 주인공

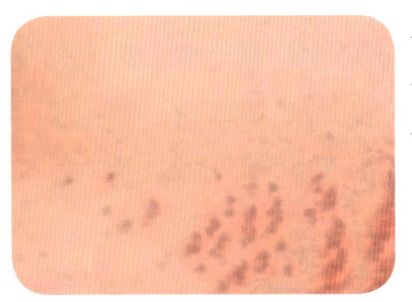

| 예전사진

로 특별한 식생활로 비만 탈출에 성공한 산부인과 전문의, 이금정 의사다.

"학교 다닐 때는 전교 1등으로 뚱뚱했어요. 몇 반 돼지, 하면 저 인줄 알았으니까. 그 정도로 뚱뚱하고 체중이 많이 나가서 남들이 말하는 신의 아들이 됐죠. 군대를 못 갔죠."

라면을 너무 좋아해 어릴 때부터 뚱뚱했다는 이금정 의사는 단지 뚱뚱하다는 이유로 고등학교 때까지 씨름부로 활동할 만큼 고도비만이었다고 한다.

"그 때 몸무게가 114kg 정도 나갔어요."

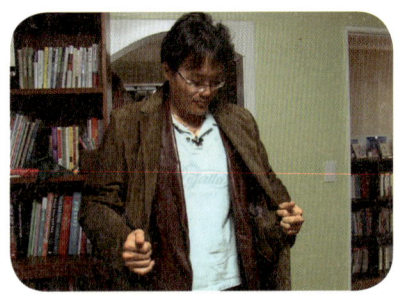 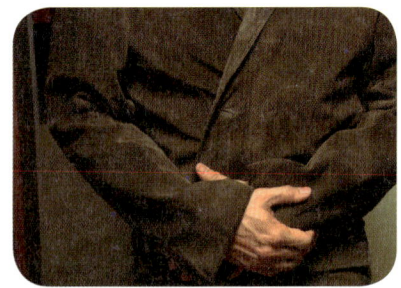

| 예전 옷을 입어보는 주인공

114kg! 지금으로선 상상도 못할 몸무게다.

"이게 예전에 제가 지금과 비슷한 계절에 입던 옷이에요."

옷을 두 겹으로 입었어도 넉넉할 만큼 커 보이는 그의 옛날 옷. 옷만 봐도 예전에 그가 얼마나 비만이었는지 짐작할 수 있다.

"예전에는 단추를 못 채웠어요. 일부로 열고 다녔죠."

비만일 당시, 그는 엄청난 식탐이 있었다고 한다.

"예전에는 다 좋아했어요. 술도 좋아하고 과자도, 콜라는 1.5리터 다 먹었어요. 내 몸에 필요한 것보다 탄수화물을 많이 먹었어요. 그리고 가공식품들. 몸에 해로운 걸 먹으면 당연히 살이 찌죠. 몸을 보호해주려고 지방이 늘거든요. 무슨 소리냐 하면, 몸에 해로운 건 지방에서 저장하고 있는 거예요. 몸에 해로운 걸 먹은 만큼, 지방이 늘어난다고 보면 돼요."

아내와 아이들, 그리고 장인 장모님까지 대가족을 이루고 사는 이금정 의사. 그가 다이어트를 결심하게 된 가장 큰 계기는 바로, 가족을 이루면서부터다.

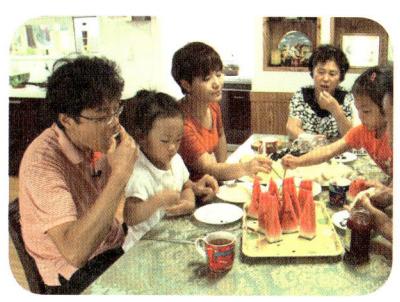

| 가족들

"신혼생활을 하는데 제가 잠들면 집사람이 거실 소파에서 자는 거예요. 제 코 고는 소리 때문에. 한 번 깨면 잠 들 수 가 없었다고 하더라고요."

신혼 초, 남편의 심각한 코골이로 인해 잠을 잘 수 없었다는 아내. 결국 부부는 신혼부터 각방을 쓸 수밖에 없었다. 그런데 더 심각한 문제는 무심히 지나칠 수 있는 코골이, 수면무호흡증은 100kg 넘는 비만환자에게는 심혈관 질환을 일으킬 수 있을 만큼 위험하다는 것이다.

"저희 어머니는 당뇨에 고혈압이 있고, 아버지도 고혈압에 심근경색까지 경험했고… 가족력이 있다는 게 위험한 상황이었어요. 제가 못 느껴서 그렇지 비만으로 인한 위험요인이 증가했던 것 같아요."

또한 여성 환자를 보는 산부인과 전문의로서 그의 뚱뚱한 몸은 비호감이 되고, 환자들의 모범이 되지 않는다는 압박감이 심했다.

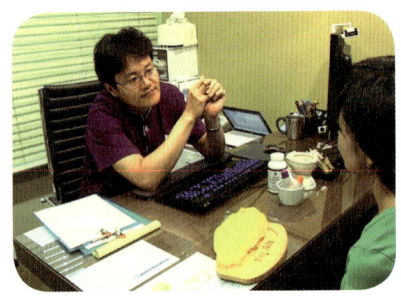
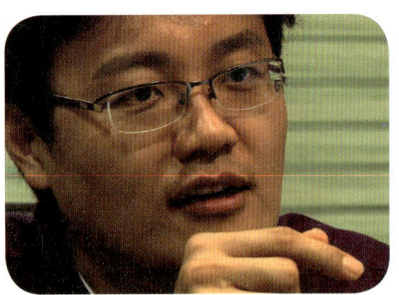

| 진료보는 주인공

"산부인과 진료를 할 때, 산모들에게 체중조절을 해야 한다고 조언해야 할 때가 많아요. 살을 빼셔야 한다고 이야기해야 하는데 의사가 뚱뚱하니까 그런 말을 못하잖아요. 제 말이 힘이 돼야 하는데 스스로가 주눅 들어 가는 거죠. 살빼기가 쉬웠으면 제가 뺐겠죠. 그래서 체중조절 하세요, 밖에 말을 못했고 스스로 자신감이 많이 떨어졌어요."

레지던트 때는 문제가 되지 않았던 비만이, 개인 병원을 차려보니 의사로서의 전문성에 부정적인 영향을 미치기 시작했다.

"살기 위해 다이어트 하는 분들이 많아요. 저도 그런 경우였어요. '지금 이대로 살면 안 되겠다'고. 의사로서 전문성 살리고 싶고, 환자들에게 자신 있고 싶고, 내 가족을 위해서 건강하게 살고 싶은 거죠."

독하게 다이어트를 결심한 이금정 의사는 수십 권의 비만 의학 서적을 독파할 만큼 노력을 했다. 그리고 그는, 그만의 아주 특별한 비법을 발견했다!

그의 특별한 거꾸로 다이어트 법

그는 매일 아침, 20분씩 수영을 한다. 혹시 그의 다이어트 비법이 수영일까?

"수영도 살을 빼는데 도움이 되는데, 또 다른 저만의 방법이 있습니다."

고기만 먹는 황제 다이어트부터 살을 뺀다는 한 가지 음식만 먹는 원푸드 다이어트까지 여러 가지 방법들에 도전하고 실패하면서 그는 자신만의 독특한 다이어트 법을 개발했다.

"제가 살찔 수밖에 없었던 습관들을 바꾸는 거죠. 거꾸로 바꾼다고 해서 거꾸로 다이어트입니다."

거꾸로 다이어트? 도대체 뭘 거꾸로 한다는 것일까?
우리는 그의 생활 속에서 특별한 점을 찾아보았다.
비만 사위를 건강한 사위로 만드는데 일등 공신이라는 장모님과 함께 과일 시장에 온 이금정 의사. 장모님은 사위의 건강을 위해 일주일에 서너 번씩 과일 도매시장을 찾는다고 한다.

"포도 2개, 바나나 2개, 사과 한 박스, 복숭아 한 박스 주세요."

그런데 구입하는 과일의 양이 상당하다. 한 달은 충분히 먹을 양 같다.

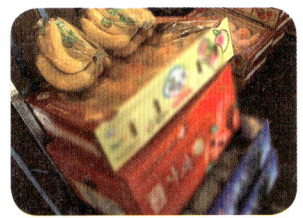 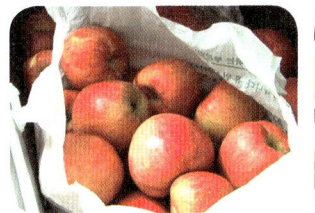 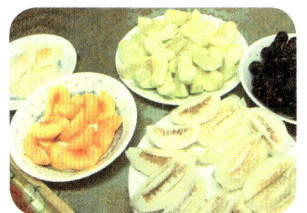

| 구입한 과일양

"이 정도면 3일이면 떨어져서 다시 시장 와야 해요."

아무리 대식구가 먹는다고는 하지만 너무나 많아 보이는 과일. 혹시 이것이 이금정 의사의 거꾸로 다이어트의 숨은 비법인 것일까?

"맞습니다. 제가 먹는 거 좋아하고 배부른 거 좋아하고 그렇거든요. 그런데 그렇게 먹으면 살이 찌니까 안 되겠고… 내가 좋아하는 것도 먹어야겠고… 하다 보니 과일 위주의 식단을 짰어요."

그는 처음에는 채소를 먹었지만, 맛이 없어 많이 먹지 못했다고 한다. 그래서 생각한 것이 과일. 과일은 달고 맛이 좋아 많이 먹을 수 있었다. 그런데, 과일을 많이 먹으면 당분 때문에 오히려 살이 찌지는 않을까?

"과일 먹어서 살찐 사람 본 적이 없어요. 다른 거 먹고 과일 먹어서 살찐다면 다른 것 때문이지… 밥 먹고 또 과일 먹어서 살 찐 거지, 과일만 먹으면 살이 빠져요."

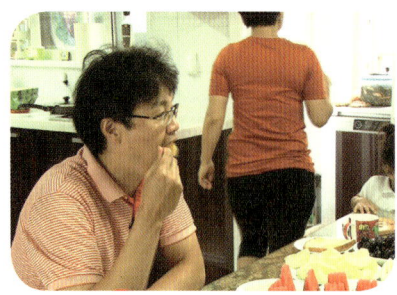
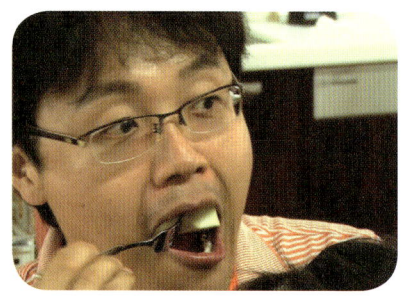
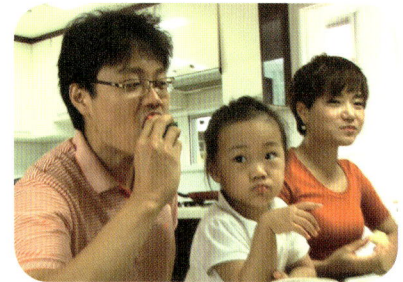
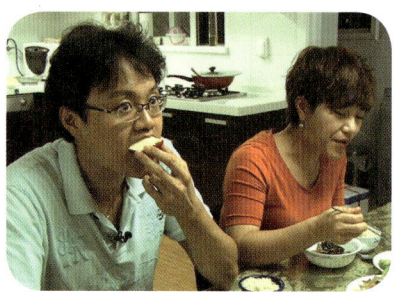

| 다른 식구들 밥 먹을 때 과일 먹는 이금정 의사

식사 시간, 밥은 먹지 않고 오직 과일만 먹는 이금정 의사. 이것이 그가 말하는 거꾸로 다이어트와 어떤 관계가 있을까?

"제 식사순서가 거꾸로 예요. 밥, 반찬, 후식이 아니라 후식, 반찬, 밥 이렇게 먹습니다. 내 몸에 필요한 탄수화물, 단백질, 무기 비타민을 충분히 먹어야 하는데 쌀밥이나 밀가루로 집중적으로 먹는 걸 과일이나 채소로 나눠주는 거죠. 과일과 채소에도 영양소가 풍부해요."

식사 전에 과일을 먼저 배불리 먹고 난 다음, 반찬을 먹고 밥을 먹는 것! 즉, 먹는 순서를 거꾸로 하는 것이 바로 거꾸로 다이어트다. 그가 말하는 거꾸로 다이어트의 핵심은 과일과 채소와 같은 영양소가 풍부한 식품은 늘리고, 몸속에 들어가면 지방으로 전환되는 탄수화물 섭취를 줄이는 것이다.

"과일 먹고 반찬 먹고요, 그 다음 밥을 먹어요. 그러면서 반찬들이 얼마나 짠 지를 알게 된 거죠. 그래서 그 반찬들을 덜 먹게 돼요."

다른 식구들이 밥을 먹을 때, 과일을 먼저 먹는 이금정 의사. 보통 사과 3개 정도에 해당하는 400칼로리 정도의 과일을 먹은 뒤, 젓가락으로 국과 반찬을 먼저 먹는데 국은 수저를 사용하지 않고 젓가락을 이용해야 국물에 있는 염분 섭취를 줄일 수 있다고 한다. 그 다음에 밥을 먹는데 이 때, 중요한 게 또 하나 있다.

"이게 제 밥공기에요. 작은 밥공기죠. 칼로리가 150~200 정도 나오니까."

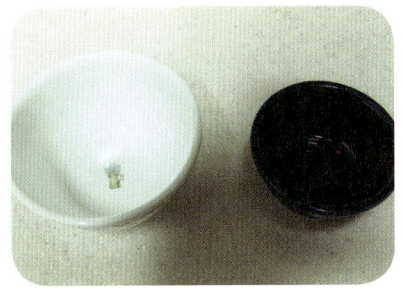 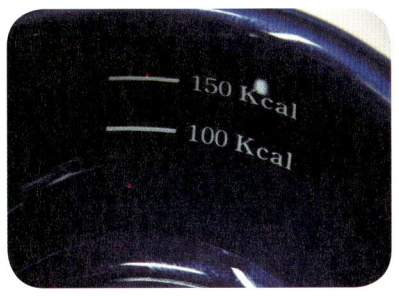

| 주인공의 밥공기

이금정 의사의 밥공기는 일반 밥공기보다 작은 것이 특징이다. 그리고 식욕을 떨어트리는 파란색으로 칼로리까지 표시해 밥 양을 조절할 수 있도록 밥그릇을 직접 제작했다고 한다.

다른 가족들이 후식으로 과일을 먹을 타임에 밥을 먹기 시작하는 이금정 의사.

"결정적으로, 제일 오래 먹어요. 밥을…."

고도 비만에서 탈출할 수 있었던 이금정 의사의 거꾸로 다이어트! 먼저 식사 전 과일을 먹고, 반찬과 국, 밥 순서로 먹는다. 이렇게 식사 전 과일을 먹으면 탄수화물 섭취량을 감소시켜 지방으로 전환되는 걸 막을 수 있다.

단지 먹는 순서만 바꾸는 식습관으로 그는 5개월 만에 무려 30kg 감량에 성공했다.

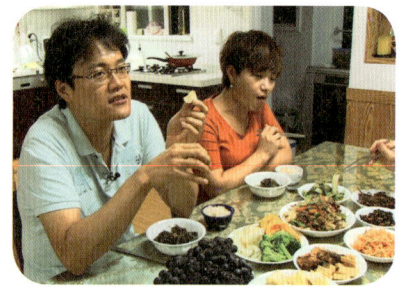
| 거꾸로 다이어트 설명하는 주인공

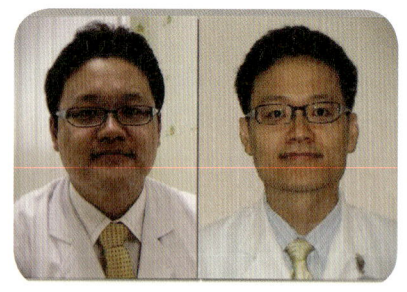
| 감량 전과 후

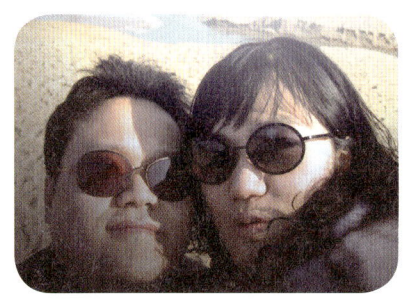 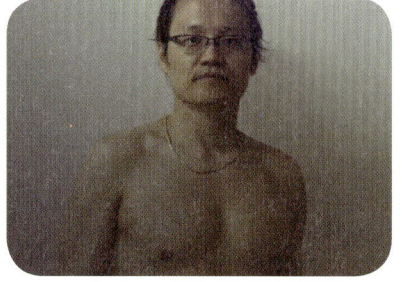

| 주인공 부부 | 감량 후

체중의 변화는 아내에게는 훈남 남편으로, 환자들에게는 믿음직스러운 의사로서의 이미지로 변신할 수 있게 했다.

"결국 내가 400칼로리를 먹었나, 800칼로리를 먹었나… 이렇게 보다는 내가 먹을 수 있는 양을 잘 섭취했나가 중요한 거죠. 과일이나 반찬으로 영양소를 많이 섭취하고 밥은 이거 이상 먹지 말라고 해요. 밥이 칼로리가 높고 영양소가 적기 때문이에요."

적은 양의 칼로리 섭취를 유지하면서 그가 또 하나 중요하게 생각하는 생활습관. 그것은 자주 자리에서 일어나고, 10분 정도 진료실에 있는 운동기구를 활용해 운동하는 것이다. 오래 앉아있는 직업이다 보니 그가 생각해낸 간편 운동법이다.

"오래 앉아있는 걸 줄이려고 해요. 20분 이상 앉아있는 사람들은 운동해도 소용없다는 논문이 있더라고요. 그래서 20분에 한 번 씩 가급적이면 일어나서 인사하고 운동하려고 해요."

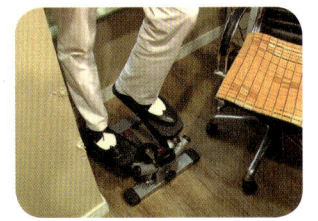 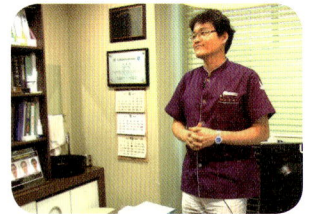 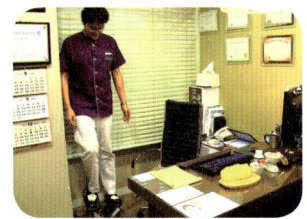

| 병원에서도 운동을 하는 주인공

다이어트를 하려면 굶어야 하고, 혹독한 운동을 해야 한다? 그러나 이금정 원장의 다이어트는 영양소가 풍부한 과일과 채소를 많이 먹는, 가장 기본에 충실한 방법이었다.

"비만은 분명히 삶의 질을 떨어트리고요, 질병에 대한 확률을 높여주는 병이에요. 우리가 폐암 환자에게 '담배 하나 펴'라고 이야기 안하는데, 비만 환자에게는 '케이크 더 먹어도 돼'라고 말하거든요. 비만을 제발 질병으로 보시고 이 사람이 살을 뺄 때 도움을 주셔야지 서로가 행복해 질 수 있을 것 같아요."

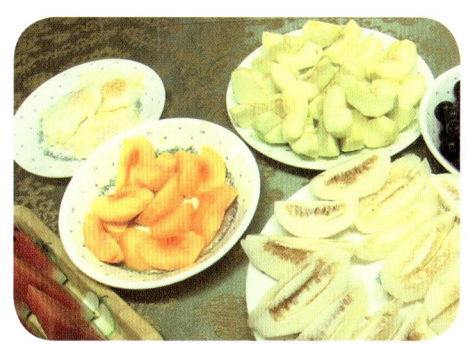

흑초

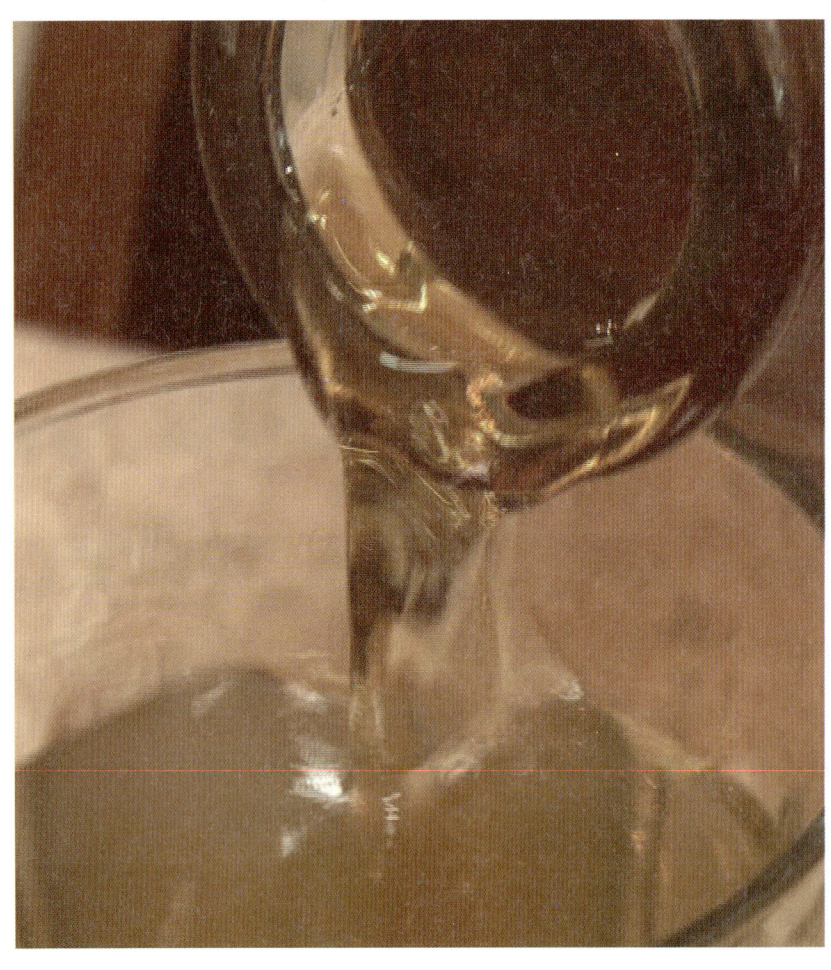

흑초로 성인병과 비만을 잡다!

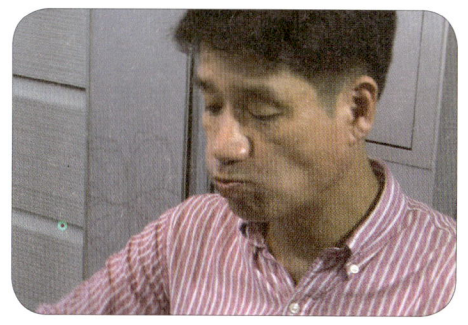

최근 몇 년 간, 식초 건강법이 유행을 하고 있는데 그 중에서도 각광받는 특별한 식초가 있다. 그런데 이 식초를 날이면 날마다, 시도 때도 없이 먹고 건강을 회복한 사람이 있다고 하는데.

"남이 보나, 안 보나 날마다… 물에도 타서 먹고 음식에도 타서 먹고, 마냥 먹어요." (주변인)

전영호 씨. 그는 식사 때마다 모든 음식에 이 검은 식초를 뿌려먹는다.

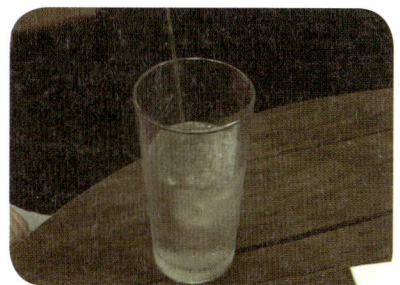

| 흑초를 희석시킨 물

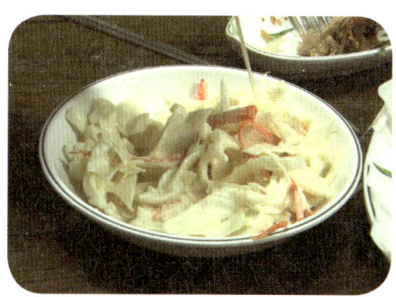

| 흑초가 뿌려진 샐러드

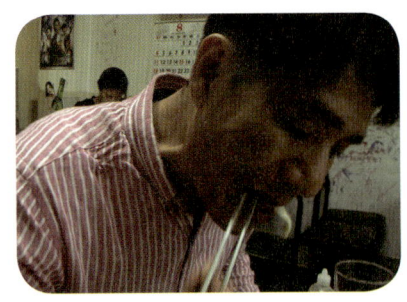
그는 이 통에 든 검은 식초가 건강비결이라고 한다. 도대체 어떤 식초일까?

| 흑초를 뿌려먹는 주인공

"검은 식초, 흑초라고 해요."
흑초?

일본 남단에 위치한 큐슈지역 가고시마현. 이곳은 식초 마을로 유명하다. 이곳에는 200년 전부터 현미로 만든 천연 식초 제조법이 대대로 전수되어 내려오고 있는데 그 중에서도 검은 빛깔을 띠는 흑초가 대표적이다.

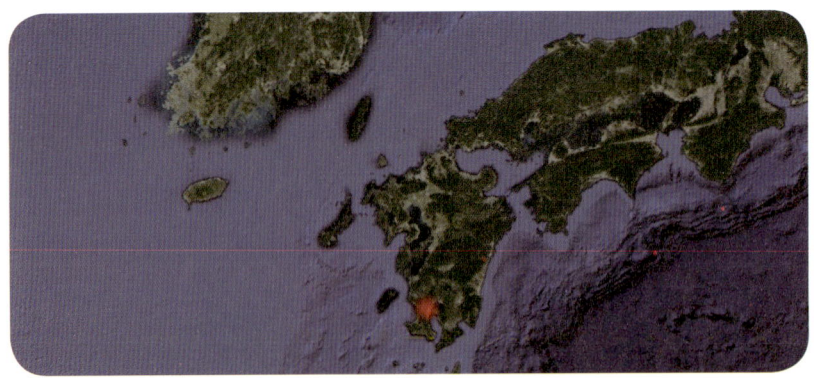

| 일본 큐슈지역 가고시마현

식초의 빛깔이 어두워서 지어진 이름, 흑초

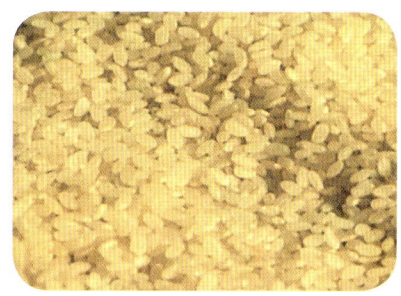
| 현미

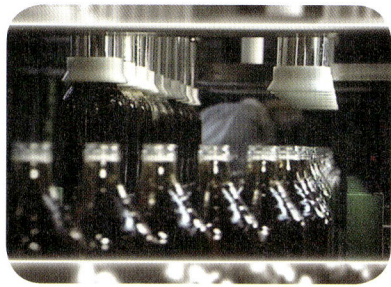
| 흑초가 담긴 병들

흑초의 정체를 확인하기 위해 찾아간 가고시마현의 후쿠야마. 바다가 보이는 비탈진 땅에 8만 여개의 항아리가 장관을 이루고 있다.

장구한 역사만큼이나 남다른 숙성과정을 거친다는 흑초.

"세계에서 보기 드문 가고시마의 자연조건으로 항아리 안에서 햇빛을 충분히 흡수하게 해 알콜 발효, 초산 발효를 거쳐 1년에서 1년 반

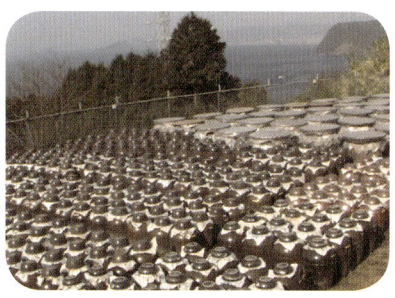

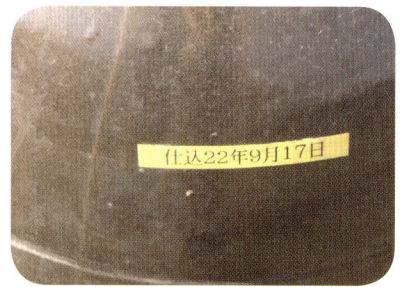
| 흑초가 담긴 항아리

247

숙성시켜 흑초를 만들고 있습니다."

우에다 히데오 / 흑초 양조장 사장

현미와 누룩, 그리고 지하수만을 사용해 만들어지는 흑초는 연평균 18.7도인 가고시마의 기후 속에서만 최적의 숙성이 이뤄진다. 이렇게 1년이 지나면 부드러운 맛의 흑초가 빚어진다.

 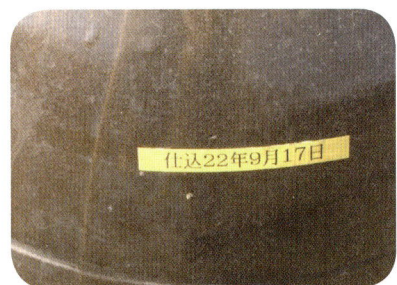

| 흑초가 담긴 항아리 속 초막

흑초의 숙성법에서 또 하나 중요한 것이, 매일 저어줘야 한다는 것이다. 이 과정에서 아미노산과 당 성분이 결합해 갈변 현상이 일어나면서

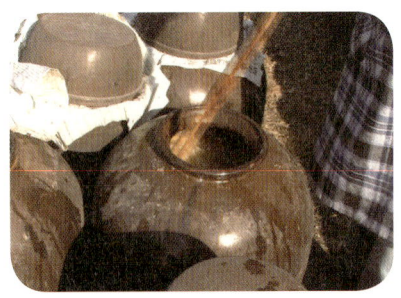 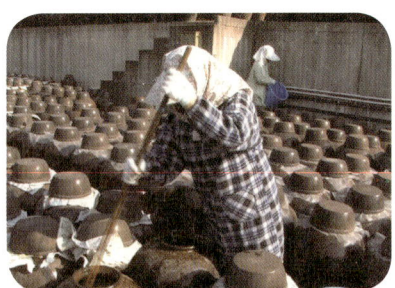

| 흑초가 담긴 항아리를 휘젓는 모습

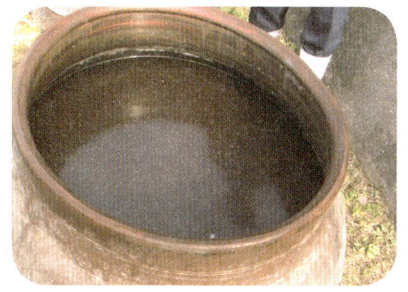 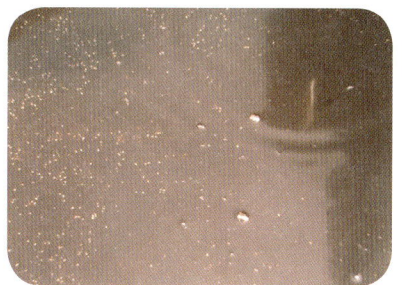

| 항아리에 담긴 흑초

흑초의 검은 빛깔이 점점 진해진다.

"30년이 되면, 이 정도로 검은 색깔이 납니다. 숙성을 해서 맛이 순하고 감칠맛이 납니다."

사카모토 쥰지 / 흑초장인

전영호 씨의 흑초사랑

숙성 기간이 길수록 더 검은 빛깔을 내고 맛이 부드러워진다는 흑초!

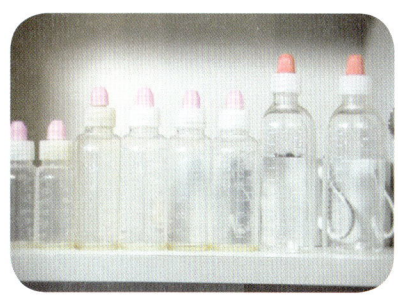 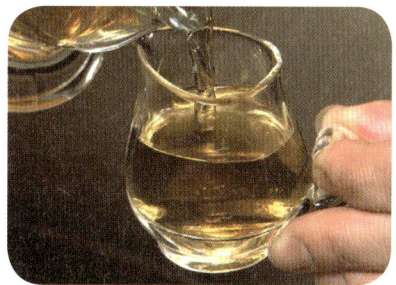

| 주인공의 약병들 | 흑초

전영호 씨는 이런 흑초의 특별한 매력을 알기에 매일 싸가지고 다닐 정도로 애정이 각별하다고 한다.

그는 약병에 흑초를 담아가지고 다닌다. 용도별로 사이즈도 다양한 통, 그는 평소 외출이 잦다보니 휴대하기 편한 방법을 생각하다 우연히 발견한 빈 약통을 활용하기 시작했다고 한다.

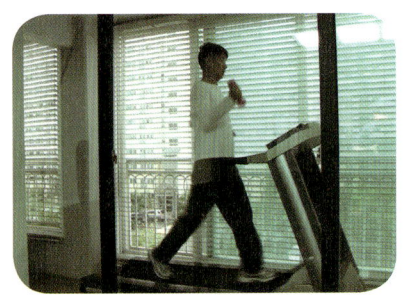

| 런닝머신하는 주인공

"약병은 깨지지도 않고, 사이즈가 몇 종류가 있어서 나갈 때 사이즈 별로, 혼자 산에 갈 때는 작은 걸 가지고 가고 그럽니다."

매일 꾸준히 흑초를 먹었다는 전영호 씨. 그 덕분에 지금의 건강을 되찾을 수 있게 됐다고 하는데. 그에겐 어떤 사연이 있었던 걸까?

"4-5년 전에는 건강이 상당히 안 좋았죠. 의사선생님이 종합 검진 할 때 그러시더라고요. 암 빼고 성인병이 다 왔다고, 그것도 중증으로. 아직까지는 한창 활동할 젊은 나이인데 너무 성인병이 많이 와 있다, 70대 노인들도 이 정도 온 사람들이 많지 않다, 그렇게 얘기 하더라고요."

지방간에 콜레스테롤, 당 수치까지 모두 정상을 벗어난 상태. 그대로

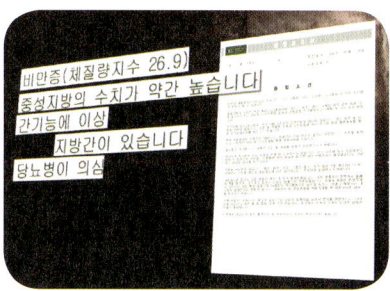
| 모두 정상에서 벗어난 진단서

두었다가는 위험해질 수 있다는 진단이었다.

"막 가슴이 철렁 내려앉고 허무한 맘이 들더라고요. 내 몸이 이 정도까지 왔나 하는 생각…."

영업일을 하는 그는 365일 중 360일 술을 마실 정도로 음주가 생활이었다고 한다. 그 때문에 좋다하는 건강 보조 식품도 무용지물, 늘 피곤을 달고 살았다. 그러다가 결국 그는 중증 성인병 환자가 된 것이다.

그런데 그는 어떻게 해서 흑초를 접하게 되었을까?

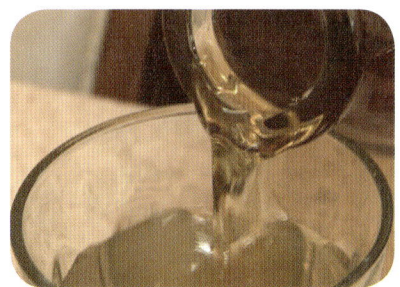 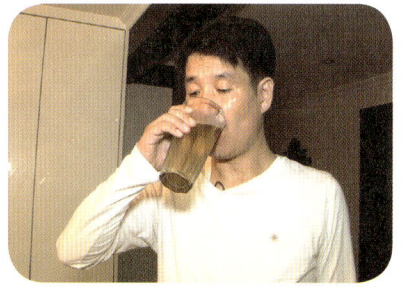
| 흑초를 마시는 주인공

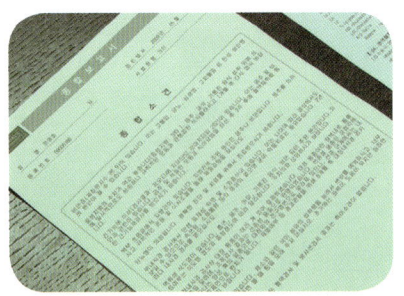
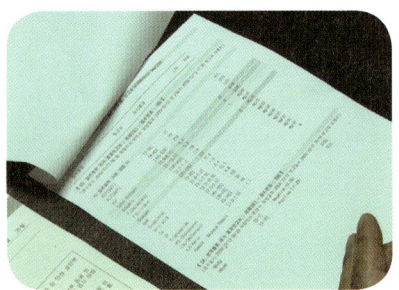

"대부분의 사람이 그럴 거라고 생각이 드는데 인터넷 검색 창에서 일단 내 몸 중 안 좋은 부분, 그런 항목들을 검색 했어요. 그때 흑초를 알게 됐어요."

흑초가 좋다는 이야기를 듣고 반신반의하며 흑초 20ml를 물과 희석해서 하루 두 번 마셨다는 그. 그런데, 효과가 놀라웠다.

"하루, 이틀은 모르겠더니 일주일 정도 지나니까 소화도 잘되고 여러 가지 몸에 좋은 느낌이 오는 거예요. 새벽에 잠 못 자면 피곤했는데 피로

	먹기전	4개월후
혈당	151	116
콜레스테롤 (HDL)	58	39
콜레스테롤 (LDL)	103	59
간수치 (GOT)	48	31
간수치 (GPT)	52	29

| 전영호씨의 건강 상태 변화

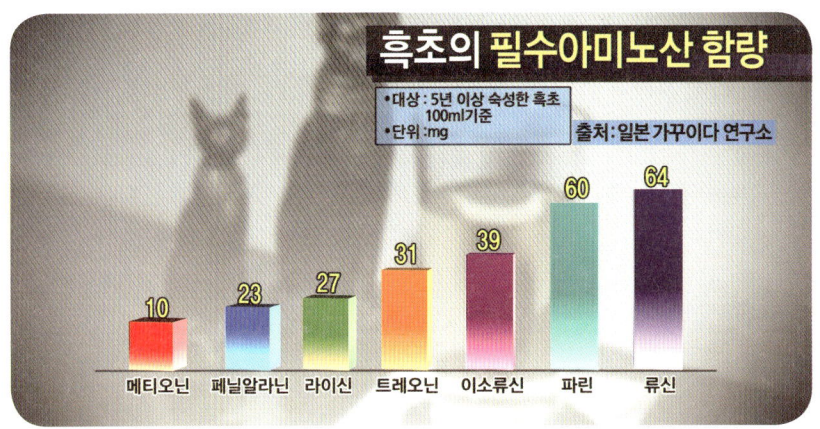

| 흑초의 필수 아미노산 함량에 대한 일본연구자료

감도 없어지고."

그런데 더 놀라운 것은, 흑초를 꾸준히 마신 지 4개월 만에 그의 몸 상태가 완전히 변한 것이다.

"4개월 후쯤인가, 혈액검사를 다시 해봤어요. 그래서 결과가 많은 것들이 달라졌죠, 이제 성인병에 관련된 것들이 정상 수치 안으로 대부분 들어오는 결과가 나왔죠."

흑초를 마신 것 외에는 특별한 관리를 하지 않았음에도 혈압, 당 수치, 간수치가 모두 정상으로 돌아온 것이다.

과연 흑초에는 어떤 비밀이 있는 것일까?

일본의 한 연구 자료에 따르면 5년 숙성된 흑초에 들어있는 아미노산이 일반 쌀 식초에 비해 약 4배가량 많다고 한다. 특히 체내에서 만들어내지 못하는 필수아미노산이 풍부하다고 하는데, 그중에서도 '트레오닌' 성분은 지방간을 억제하는 작용을 한다고 한다.

"필수 아미노산은 체내에서 만들어지지 않아 음식으로 반드시 섭취해야 하는 아미노산입니다. 필수 아미노산의 기능은 성장을 촉진시켜 주며 항체의 생성을 촉진시켜 면역력을 증강시켜주고 간에 지방이 축적되는 지방간의 생성을 억제하는 기능을 가졌습니다."

강순아 교수 / 호서대학교 발효 식품과학과

성인병의 출발점이자 종착역이라고도 불리는 지방간, 지방간을 억제하는 효과는 곧 성인병의 증상들을 호전시키는 결과로 이어진다는 것이다.

흑초가 살도 빼 준다!

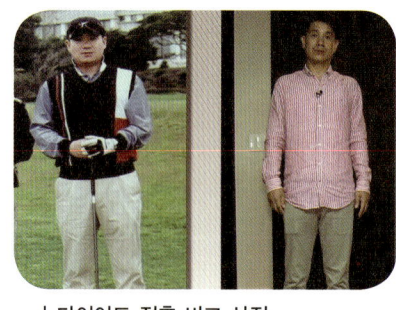
| 다이어트 전후 비교 사진

4년간 꾸준히 흑초를 마시면서 성인병의 증상들이 점차 사라졌다는 전영호 씨. 더불어 다이어트 효과까

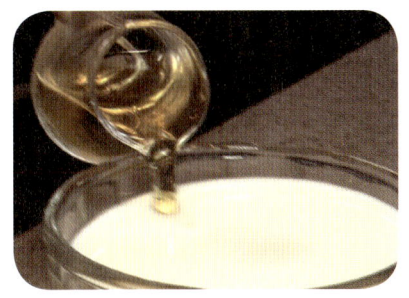 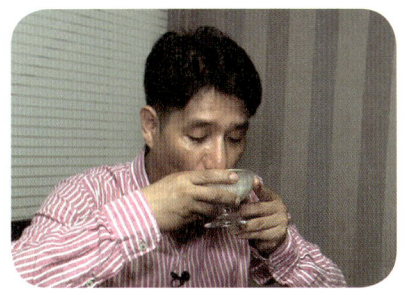

| 요구르트에 흑초 따라 마시는 주인공

지 봤다고 한다. 36인치였던 허리가 32인치가 된 것이다.

 남편의 달라진 모습에 식초라면 진저리를 치던 아내 역시 흑초의 효과를 믿고 꾸준히 먹고 있다고 한다.

 아침식사 대용으로 부부가 즐겨먹는다는 흑초 요구르트. 든든한 한 끼 식사는 물론 장 운동까지 도와줘 그야말로 최고의 건강식품이다.

 "흑초를 많이 먹고 나서는 술을 먹어도 크게 나쁘게 변한 게 없어요. 남편이 식이요법으로 음식 조절을 하긴 하는데 흑초가 많이 도움이 된 거 같아요."

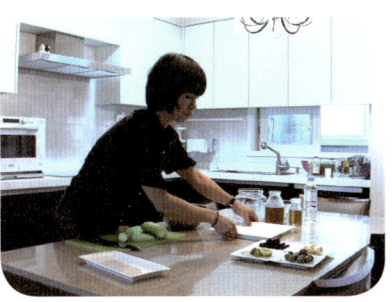

| 흑초를 사용한 저녁상

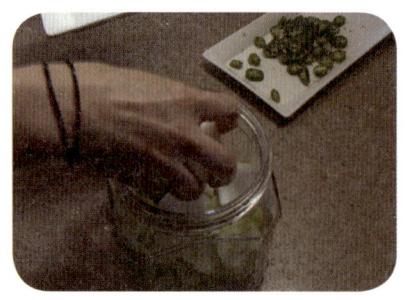 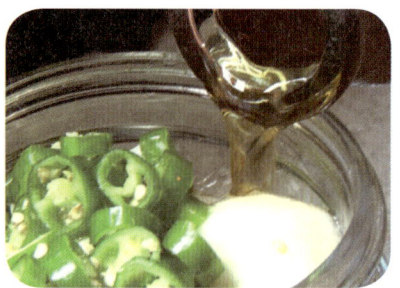

| 흑초를 사용해 만드는 피클

흑초로 남편의 건강이 회복되기 시작하면서부터 가족의 밥상에도 큰 변화가 생겼다. 모든 음식을 조미료 대신 흑초 만을 사용해 음식의 맛을 내는 것이다.

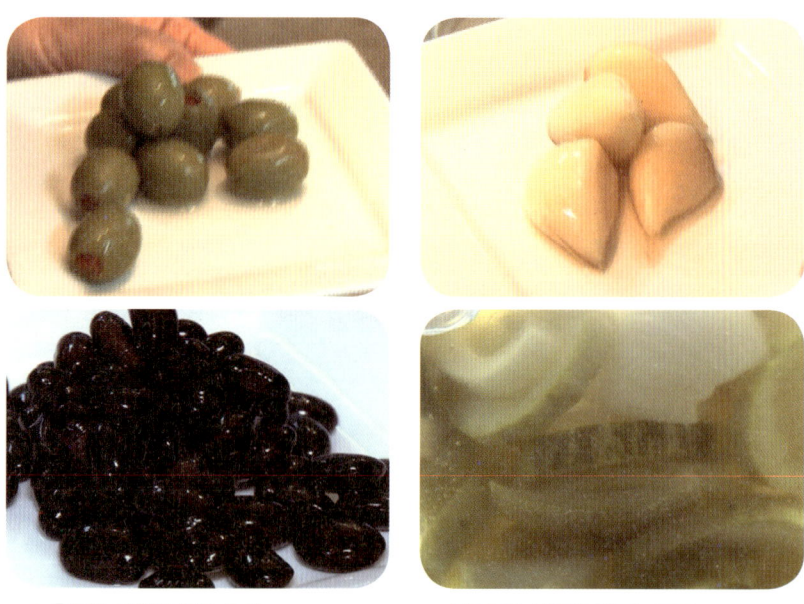

| 흑초를 사용해 만든 음식 | 흑초를 사용해 만드는 피클

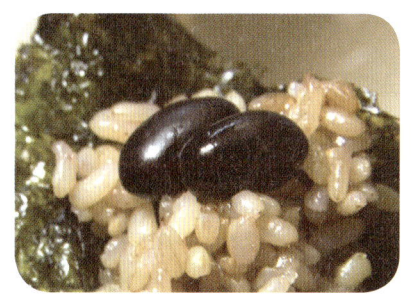 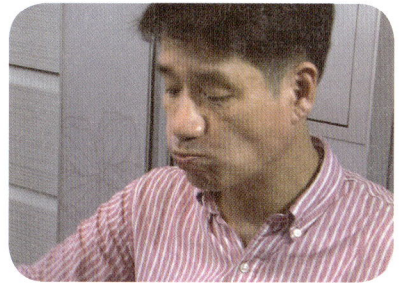

| 초콩 김에 싸서 먹는 주인공

"올리브가 좋잖아요. 올리브를 흑초로 담아보고 피클도 흑초로 담아본 거예요."

또한 모든 재료에 흑초를 부어, 한 달에서 6개월간 숙성시키면 흑초 건강식을 손쉽게 먹을 수 있다고 한다.

흑초의 효능을 몸소 체험했다는 전영호 씨. 이제 그에게 흑초는 물처럼 없어서는 안 될 존재가 되었다.

"흑초는 저한테 위대한 식품입니다. 몸에 좋고 특히, 간에 좋다고 해서 달고 살았는데 그 당시 제가 직접 몸으로 느낀 효과가 남달라요. 나이 들고 흑초 먹으면서 느낀 몸의 변화와, 체력에서 상당히 놀랐습니다."

전영호 씨는 흑초를 통해 성인병은 물론 다이어트까지 덤으로 얻었다.

바나나식초

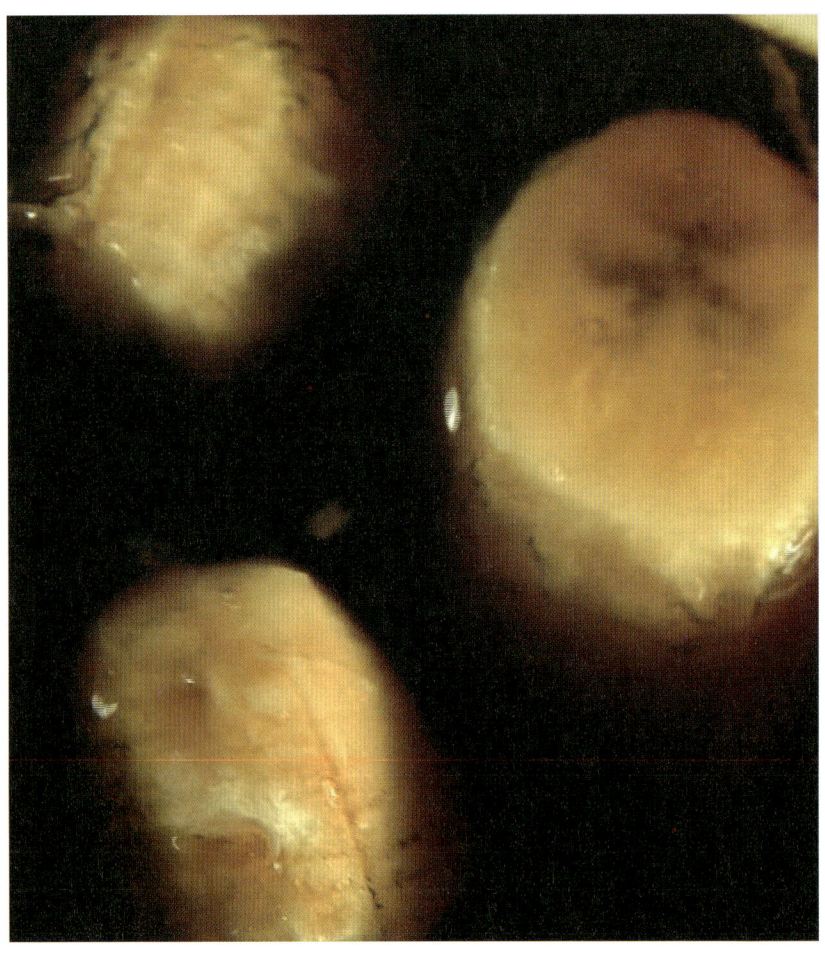

특별한 식초로
나잇살을 빼다

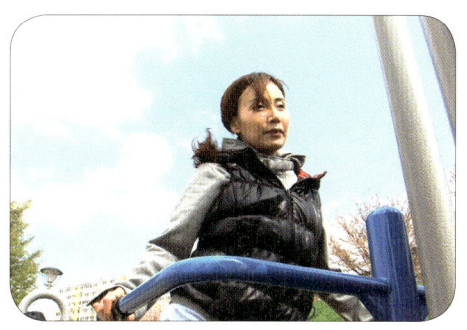

여기 또, 특별한 식초로 중년 건강의 가장 힘든 적인 비만을 극복한 사례가 있다.

한 눈에 봐도 날씬한 몸매의 문지영 씨. 살과는 인연을 찾아볼 수 없을 만큼 군더더기 없는 몸매를 자랑하고 있다. 20대 못지않은 몸매의 주인공 42세 문지영 씨. 그러나, 그에게도 살 때문에 괴로웠던 과거가 있었다.

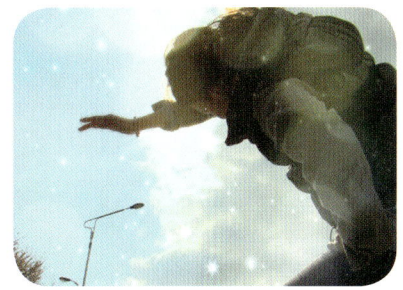 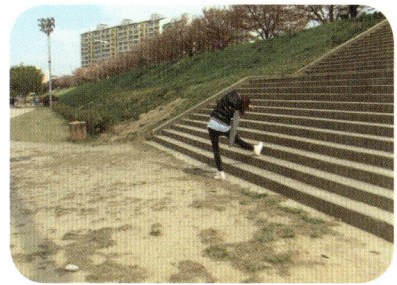

| 스트레칭하는 사례자

"아기 낳고 살이 쪘었죠. 임신 중에 20kg 불었으니까 한 70kg 나갔을 걸요?"

그러나 40대라고는 믿기 어려운 그의 몸 어디에서도 70kg의 흔적은 찾아볼 수 없었다. 혹시 운동이 몸매유지의 비결일까?

"물론 운동이 중요한데, 운동만으로는 몸매를 유지할 수 없어요. 식이요법이랑 운동이랑 같이 해야 되는 거예요. 저는 몸매를 유지하기 위해서 오랫동안 꾸준히 먹어왔던 비결이 있어요."

몸매를 유지하는 비결이 따로 있다는 문지영 씨가 꺼내 든 건 다름 아닌 물통.

"이게 운동할 때나 제가 틈틈이 먹는 특별한 물이에요."

제작진이 냄새를 맡아보자 톡 쏘는 냄새가 아주 심하다. 그러나 문지영

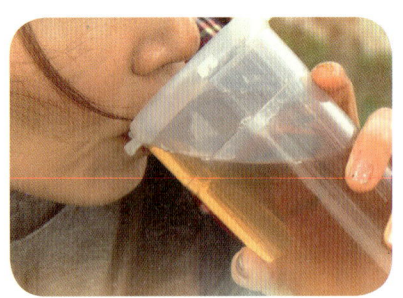
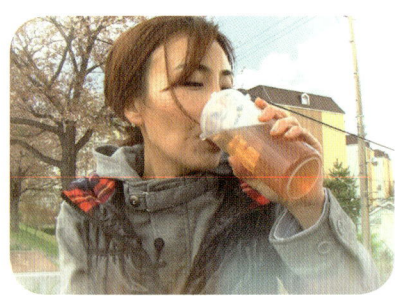

| 식초물 마시는 문지영씨

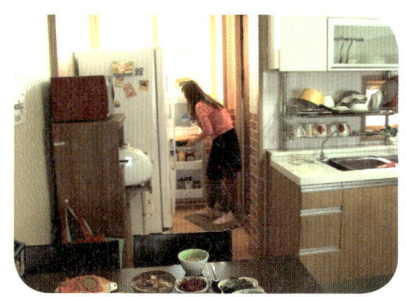
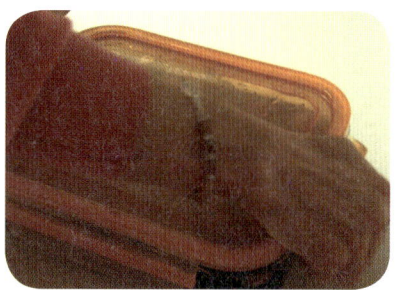

| 냉장고에서 통 꺼내 뚜껑 여는 주인공

씨는 냄새조차 맡기 힘든 물을 아무렇지도 않게 먹는다.

그의 몸매유지의 비결이라는 이 물은 무엇으로 만든 것일까?

집에 돌아오자마자 냉장고에서 통 하나를 꺼내는 문지영 씨. 그 안에도 역시 정체불명의 새까만 것이 가득 차 있었다. 드디어 뚜껑이 열리고, 검은 액체를 가득 메운 것은 다름 아닌 바나나! 그런데 바나나가 마치 장아찌를 연상시키는 수상한 모습으로 들어차 있다.

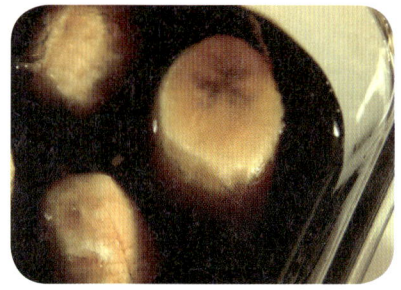
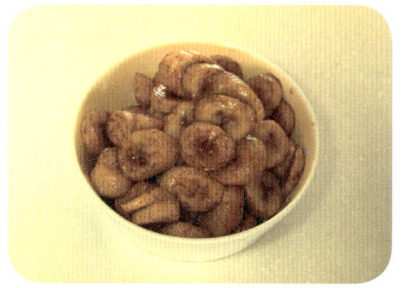

| 바나나식초

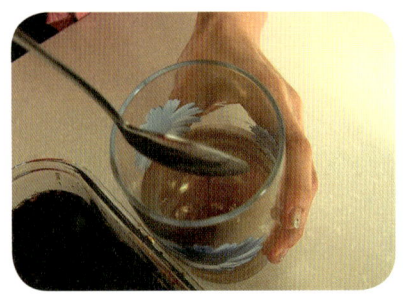 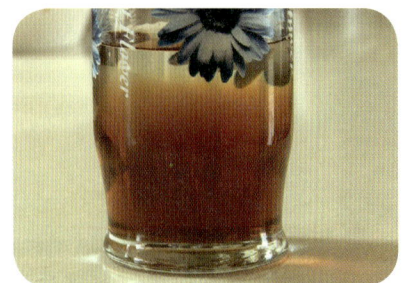

| 물에 타는 주인공

"이건 바나나 식초예요."

검은 물의 정체는 바로 바나나 식초. 천연식초에 바나나를 숙성시켜 직접 만든 것이다. 그녀는 매일 아침을 이 바나나 식초 한잔으로 시작한다.

"운동하고 먹으면 더 효과가 좋은 것 같아요. 운동하면 몸이 축 처지거나 나른하잖아요. 그때 식초를 한 번 먹으면 몸의 기운이 싹 올라가요. 또 배변 활동을 잘하게 하니까, 왜 여자들 똥배 나오잖아요? 그런 것이 조금

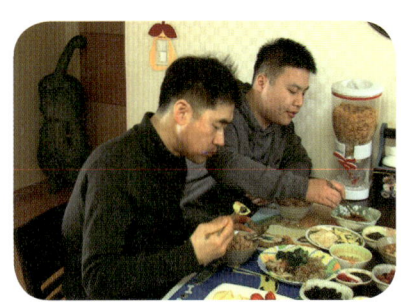 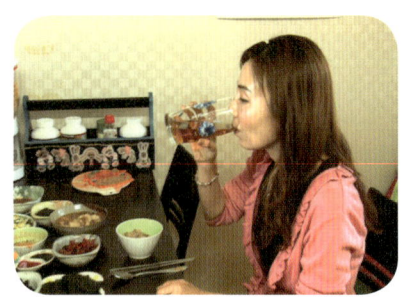

| 식사대신 식초 물 마시는 문지영씨

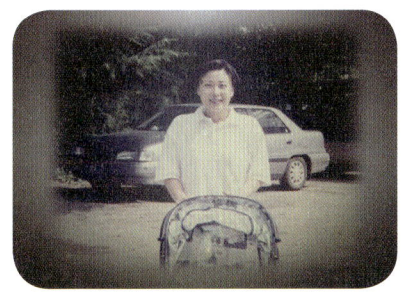 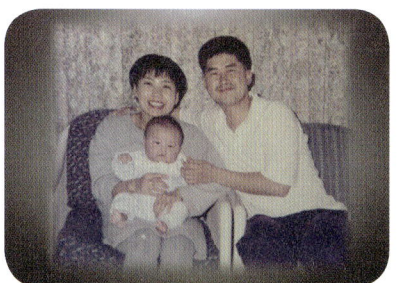

| 옛날 사진

줄어드니까 아무래도 그런 데서 효과를 보지 않았을까요?"

자신의 몸매를 지켜주는 비결 중 하나가 바나나 식초라고 믿는 문지영 씨는 특히 식사 전에는 바나나 식초를 꼭 한잔씩 마신다. 식초가 허기를 달래주기 때문에 밥을 조금만 먹어도 금세 포만감을 느끼게 된다.

그렇다면 문지영 씨는 왜 이렇게 몸매 관리에 신경 쓰게 된 것일까? 그것은 임신 후 불어난 체중이 여러 가지로 그를 괴롭혔기 때문이다.

"제가 이제까지 50kg을 넘어본 적이 없는 사람인데 갑자기 살이 찌니까 무릎도 아프고. 몸에 돌덩어리를 이고 다니는 것 같은 거예요. 몸이 얼마나 커졌냐면, 32~33인치되는 남편 바지도 입고 다녔어요."

한 때는 남편의 옷을 입을 정도로 살이 쪘었다는 그녀! 하지만 더 이상은 안 되겠다는 생각으로 살을 빼기 시작해 다시 예전의 마른 몸매로 돌아오게 되었다고 한다.

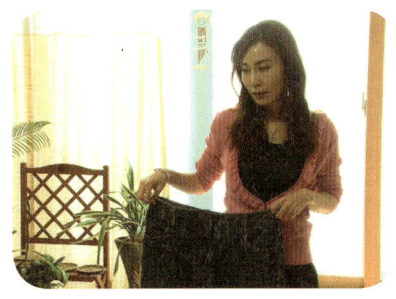 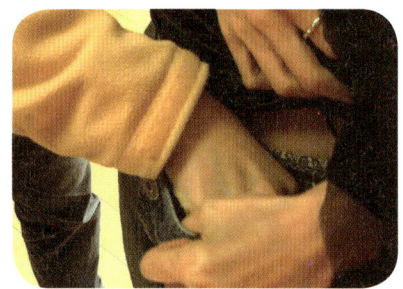

| 다이어트 전 바지를 들고있는 문지영씨

그런데 날씬한 몸을 되찾고도 여전히 몸매에 신경을 쓰는 문지영 씨. 혹시 다른 사연이 있는 건 아닐까?

"친정 엄마가 유방암으로 돌아가셨기 때문에 엄마가 유방암에 걸렸으면 딸이 유전적으로 한 50%를 작용한다고 특히 조심하라고 하더라고요, 의사 선생님이. 그래서 특히 다이어트를 평생을 신경 쓰라고 하더라고요. 그때 그 말이 제 귀에 얼마나 콱 꽂히던지… 유방암으로 투병생활 하는

| 유방암 관련 기사

것을 제가 봤잖아요. 너무 힘들더라고요. 괴롭고. 그래서 제가 다이어트 하나는 관리해야 되겠다, 마음먹었었죠."

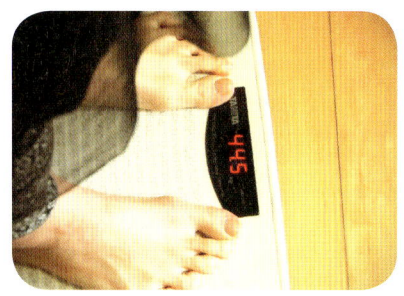

| 현재 몸무게

비만인 경우 발병 위험률이 높다고 알려진 유방암. 게다가 가족력이 있는 경우에는 특히 주의가 필요하다. 이 때문에 문지영 씨는 누구보다도 체중관리에 신경을 쓸 수밖에 없었다고 한다.

덕분에 현재는 남부럽지 않은 몸매를 유지하고 있는 문지영 씨. 과연 그의 체중은 어느 정도일까? 당당하게 체중계 위에 오른 40대의 그녀! 몸무게는 44.5kg!

"바나나가 다이어트에 좋다고 하잖아요. 그런데 바나나로 식초를 만들면 풍미도 좋고 맛있어요. 그리고 바나나가 섬유소도 많고 펙틴이 많아서 먹으면 공복감 해소도 되니까 밥도 좀 적게 먹게 되고 그래서 좋은 것 같아요."

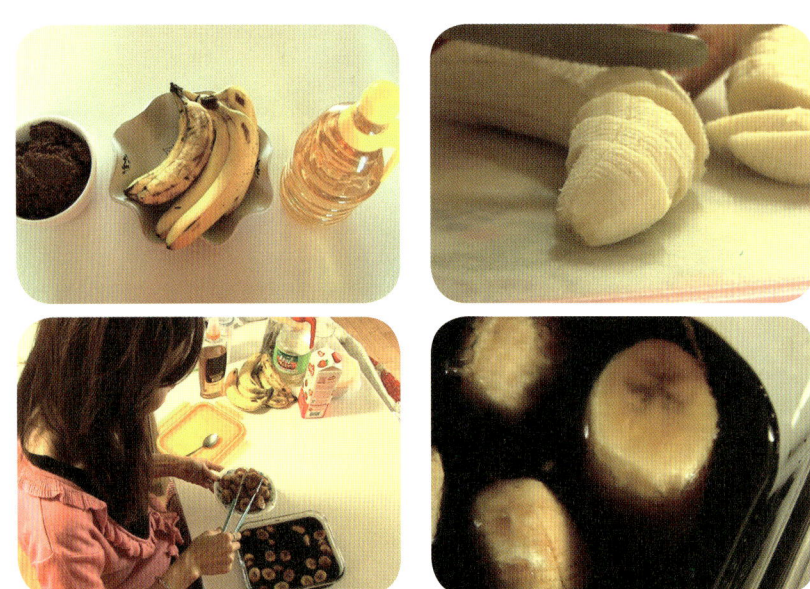

| 바나나식초 만드는 방법

쉽고 간단한 바나나 식초 만들기

그렇다면 문지영 씨의 체중 관리 비법이라는 바나나 식초는 과연 어떻게 만드는 것일까?

바나나와 현미식초, 그리고 설탕만 있으면 모든 준비가 끝난다는데.

만드는 방법도 간단한 바나나 식초. 준비한 재료를 같은 비율로 한데 모아 숙성시키기만 하면 된다고. 그런데 이렇게 만든 바나나 식초가 정말 다이어트에 도움이 될까?

"바나나에는 우선 칼륨이라고 하는 무기질이 들어있기 때문에 우리 몸의 소금기를 제거해주면서 소변의 양이 늘어나는 효과가 있고요. 또 바나나에는 세로토닌이라는 호르몬이 들어있는데 이것은 우리가 배가 고파도 고통스러워지지 않게 하기 때문에 다이어트에 효과가 있습니다. 또 바나나와 식초가 만나면 환상적인데 이 식초에는 구연산이라고 하는 유기산이 우리 몸 안에서 신진대사를 촉진시켜주기 때문에 아주 두 식품이 합쳐져서 다이어트에 아주 좋은 효과를 낼 수 있습니다."

김영성 교수 / 신흥대학교 식품영양학과

바나나와 식초의 장점이 어우러져 다이어트에 효과를 줄 수 있다는 것이다.

문지영 씨는 이렇게 만든 바나나 식초를 2주 정도 숙성시킨 후 먹고 있었다. 문지영 씨가 살을 빼기 위해서 먹기 시작해서 이제는 가족 모두가

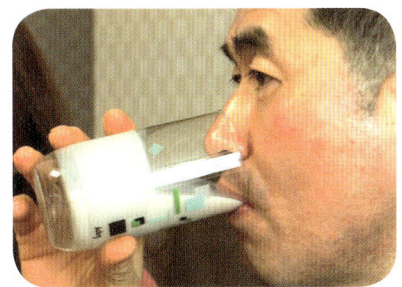 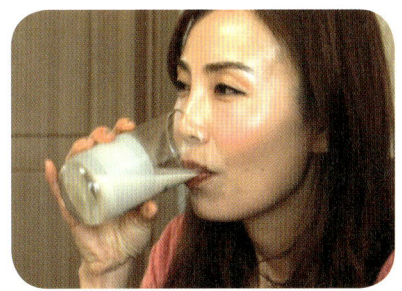

| 우유에 타서 같이 먹는 부부

즐기게 되었다는 바나나 식초! 이 가족에게는 건강식이나 다름없다.

"저 피검사하면 100점 나오거든요. 바나나 식초가 저한테는 보양식이기도 하고, 삶의 활력소도 되는 것 같고 좋은 것 같아요."

자신에게 맞는 다이어트 법을 찾자!

미용이 아닌, 생존을 위해 살을 빼야 하는 사람들. 이들이 살을 뺀 방법은 참으로 다양하지만 가장 중심이 된 것은 자신에게 맞는 방법을 찾아 꾸준히, 오랜 시간 노력을 해서 뺐다는 사실이다.

보통 독한 마음을 먹지 않고서는 뺄 수 없다는 살, 그러나 살을 빼지 않으면 건강한 삶을 유지할 수가 없다. 자신의 삶을 건강하고 활력 있게 만들고 싶다면 지금 당장, 자신에게 맞는 다이어트 법을 찾아 살을 빼야 할 것이다!